Jean Pütz · Sabine Fricke · Monika Pohl

Sanfte Wege
zu einer
erholsamen Nacht

BESSER SCHLAFEN

vgs

Die Deutsche Bibliothek – CIP-Einheitsaufnahme

Jean Pütz:
Besser schlafen : Sanfte Wege zu einer erholsamen Nacht / Jean Pütz ; Sabine Fricke ; Monika Pohl.
– 1. Aufl. – Köln – vgs, 2000
(Hobbythek)
ISBN 3-8025-6222-4

Die Vorschläge und Rezepte in diesem Buch sind von Autoren und Verlag nach bestem Wissen und Gewissen sorgfältig erwogen und geprüft. Autoren und Verlag übernehmen keine Haftung für etwaige Personen-, Sach- und Vermögensschäden, die sich aus dem Gebrauch oder Missbrauch der in diesem Buch dargestellten Informationen und Rezepte ergeben.

Bildquellen:
S. 7: Der Spiegel 34, 1993; S. 9: Agentur Focus: Hamburg; S. 11: Fricke, Larissa Myriel; S. 12, 85, 86: SML; Licht-und Bestrahlungssysteme Aachen; S. 13, 14 (Grafik 3): Designbureau Jochen Kremer/Gabi Mahler; S. 14 (Abb. 6): Kuhlmann, Monika, Herborn;
S. 18, 50, 51: Gläser; S. 30, 68, 71, 79: WDR, Köln; S. 33, 88: Schmidt, H., Waltrop; S. 39: nach Ferber aus Kast-Zahn/Morgenroth: Jedes Kind kann schlafen lernen. Verlag Oberstebrink & Partner; S. 38: Sandmännchen ORB; S. 41: Illustration von Charlotte Panowsky aus Andersen/Reichenstätter: „Von verliebten Leuten" © Annette Betz im Verlag Carl Ueberreuter, Wien/München 1996; S. 42 (Abb. 26), 46: Grüne Erde GmbH, Simbach/Inn; S. 44: Hukla-Werke, Leutkirchstraße 63, 77723 Gengenbach; S. 45: GeBioM, Gesellschaft für Biomechanik Münster mbH; S. 45 (Abb. 29): CT-Continental Ticking GmbH, Kavaeler; S. 45 (Abb. 30): Dormiente-Naturmatratzen, Futons, Betten, GmbH. Heuchelheim; S. 48 (Abb. 32): Dertz, Jörg: KAWOLL, Waldstraße 15. 63825 Blankenbach; S. 47: Pro Öko, Servicegesellschaft, Ökologische Einrichtungshäuser mbH. Köln; Qualitätsverband „Umweltverträgliche Latexmatratzen" Freiburg; TÜV Produkt und Umwelt, Unternehmungsgruppe TÜV Rheinland/Berlin-Brandenburg, Köln; Deutsche Zertifierungsstelle Öko-Tex, Eschborn; S. 55: Arbeitsgemeinschaft der Verbraucherverbände (e. V.) Bonn; S. 54: dpa; S. 56: Sandberg, C., Lübeck; S. 59: Prof. Heinz Mehhorn, Heinrich Heine Universität, Düsseldorf, Institut für Zoomorphologie, Zellbiologie und Parasitologie; S. 63 (Abb. 42): Deutsches Wollforschungsinsitut, Aachen; S. 63 (Abb. 43): Amnos GmbH Module für gesündere Raumluft, Walddorfhäslach; S. 72: DVR-Report Nr. 1/2000, Deutscher Verkehrssicherheitsrat e. V., Bonn; S. 75: © „Das goldenen Wilhelm-Busch-Album", Fackelträger-Verlag, Oldenburg; S. 78: Malinckkrodt Medical GmbH, Hennef; S. 81: Daimler Chrysler Aerospace, Foto- und Filmarchiv, Hamburg;
Alle übrigen Fotos: Cornelis Gollhardt, Köln/Stephan Wieland, Düsseldorf

1. Auflage 2000

Umschlagfoto vorne: Mauritius – Die Bildagentur
Umschlagfoto hinten: Cornelis Gollhardt, Köln/Stephan Wieland, Düsseldorf
Umschlaggestaltung: Alexander Ziegler, Köln
Redaktion: Alexandra Panz
Produktion: Wolfgang Arntz
Satz: Achim Münster/Overath
Druck: Westermann Druck, Zwickau
Printed in Germany
ISBN 3-8025-6222-4

Inhalt

Liebe Leserinnen und Leser,

„Das Beste, was wir haben, ist der Schlaf."
(Saroyen)

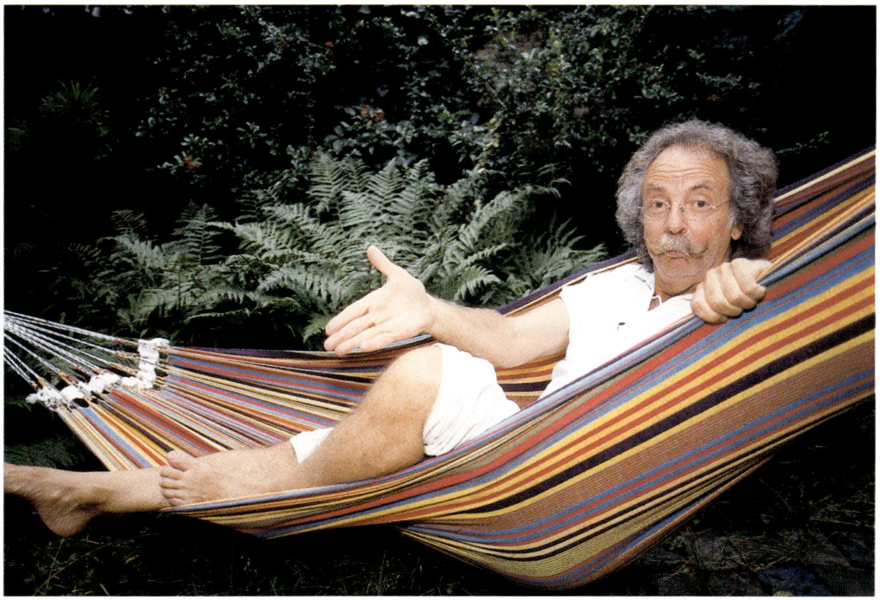

Wie lange kann ein Mensch ohne Schlaf leben? Ganz genau weiß das niemand. Die ersten Experimente mit Schlafentzug unternahmen Amerikaner schon am Ende des letzten Jahrhunderts. Dabei blieben drei junge Männer 90 Stunden wach. Schon ab der zweiten Nacht hatten die Versuchspersonen ein starkes Schlafbedürfnis und Wahrnehmungsstörungen. 1965 schaffte es ein 17jähriger Amerikaner, elf Tage lang nicht schlafen zu gehen. Nach vier bis fünf Tagen ohne Schlaf wurde er reizbar, hatte Wachträume, Gedächtnis- und Wahrnehmungsstörungen. Der Schlafforscher William Dement, der den Versuch betreute, berichtete, dass es besonders nachts sehr schwierig gewesen sei, den Studenten vom Schlafen abzuhalten.

Ende der 80er Jahre schaffte es der Kalifornier Robert MacDonald mit einem Schaukel-Marathon ins Guinessbuch der Rekorde. Dafür blieb er angeblich 18 Tage, 21 Stunden und 40 Minuten wach. Zum Schluss litt der Mann unter Halluzinationen, und sein Blut war von Bakterien überschwemmt.

Der Zusammenbruch des Immunsystems scheint typisch bei Schlafmangel zu sein. Zum gleichen Ergebnis kamen Wissenschaftler auch bei einem Experiment mit Ratten, die nach zwei Wochen Schlafentzug starben. Schlaf ist also nicht nur erholsam, sondern sogar lebenswichtig; wenn der Schlaf fehlt, droht der Tod. Und obgleich der Schlaf für uns zum Überleben notwendig ist, ist sein Ansehen in unserer modernen Leistungsgesellschaft enorm gesunken. Nach dem Motto „Zeit ist Geld" wird die Nacht skrupellos zusammengestrichen. Menschen, die sich mittags ein erholsames Stündchen gönnen, werden als träge, antiquiert oder zumindest als nicht karrieregeeignet eingestuft. Kaum verwunderlich, dass in einer solchen schlaffeindlichen Gesellschaft jeder Zehnte unter Schlafstörungen leidet.

Finger weg von Schlaftabletten – das sagt sich so einfach, doch wer sich jede Nacht im Bett herumwälzt und doch nicht einschlafen kann, dem helfen gute Vorsätze auch nicht weiter. Und obwohl es ein offenes Geheimnis ist, dass es kaum harmlose Schlafmittel gibt, greifen in ihrer Not dennoch die meisten der Schlafgestörten in den „Giftschrank" der Pharmazie. Dabei bringen auch chemische Schlafmittel nur kurzzeitige Hilfe. Schon nach etwa 14 Tagen hat sich der Körper an den Wirkstoff gewöhnt, und die Schlafprobleme sind wieder da. Auch ich wurde einmal von Ärzten in Versuchung geführt: Im Krankenhaus erhielt ich Schlafmittel. Die Folge: vier Wochen schlimme Schlafstörungen. Daraus habe ich gelernt. Selbst in Stresssituationen greife ich seitdem nicht auf chemische Schlafmittel zurück, denn die Natur bietet uns sanfte Alternativen, mit deren Hilfe wir leicht in Orpheus' Arme zurückfinden: So können uns etwa ätherische Öle in die richtige Schlafstimmung bringen oder beruhigende Kräuter auf eine gute Nacht einstimmen. Aber auch die richtige Ernährung am Abend kann Wunder wirken. Manchmal können Schlafprobleme auch von dem falschen Lattenrost oder einer zu harten oder weichen Matratze herrühren. Lesen Sie ab *Seite 39*, was Sie beim Bettenkauf beachten sollten.

Aber vor allem möchte ich Sie auf ganz neue Erkenntnisse der Schlafforschung aufmerksam machen: Wir haben es ja schon immer geahnt, aber inzwischen ist erwiesen, dass der Sonnenuntergang nicht nur schön ist, sondern für unseren Körper ein Signal zum Schlafen. Dieses Wissen können Sie nutzen: Mit einer Lichttherapie können Sie z. B. Ihre innere Uhr gezielt auf Schlaf programmieren. Wir haben für Sie die neuesten Geräte getestet. In diesem Sinne wünschen wir Ihnen eine gute und erholsame Nacht.

Ihr

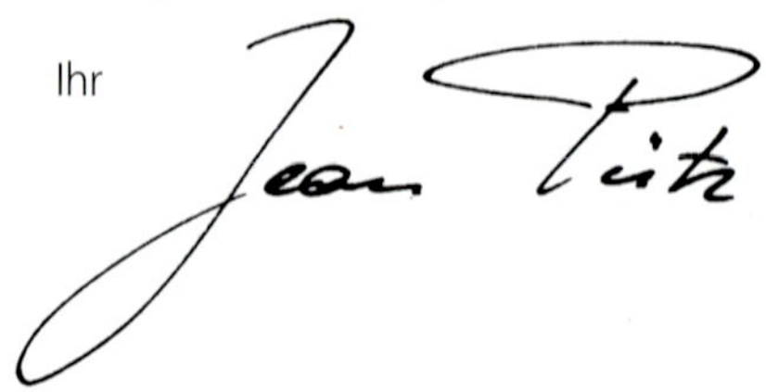

Der Schlaf – das unbekannte Wesen

„Süßer Schlaf, du kommst wie reines Glück."
(Johann Wolfgang von Goethe)

Was gibt es Schöneres, als sich abends erschöpft in sein Bett zu legen und zu wissen, dass eine genüssliche Reise ins Reich der Träume bevorsteht? Ein letztes Mal werden die Glieder gestreckt und der Kopf dann wohlig ins Kissen gekuschelt – und schon taucht man ein in die Tiefen einer unbewussten Welt. Abend für Abend ein faszinierendes Phänomen. Noch nie hat es ein Mensch geschafft, den Augenblick zu erhaschen, in dem er hinübergleitet. Und auch, was im Reich des Schlafs passiert, bleibt unserem Bewusstsein verschlossen. Der Schlaf ist noch immer ein unbekanntes Wesen – eines der großen Rätsel unserer Zeit.

Über Berge und Täler

Im Schlaf ist die Tür zur Außenwelt verschlossen. Wir gehen auf eine Reise in uns selbst. Sie führt nicht über gerade

Grafik 1: Beim gesunden Menschen verläuft der Schlaf in rhythmischen Phasen.

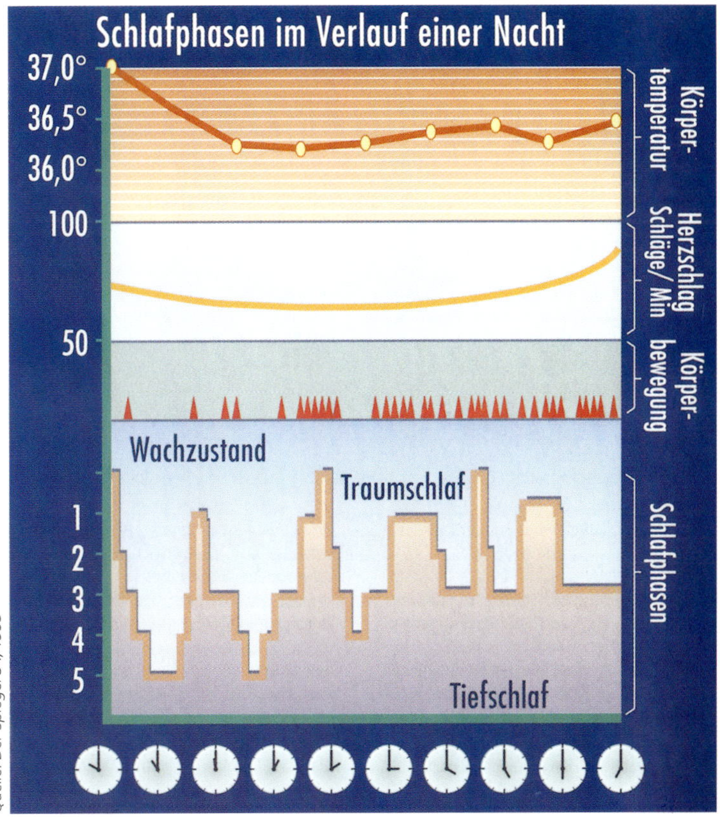

Quelle: Der Spiegel 34, 1993

Was passiert nachts mit uns?

In den Non-REM- oder SEM-Phasen:

- ◆ Herzschlag und Pulsfrequenz verringern sich.
- ◆ Blutdruck und Muskelspannung gehen zurück.
- ◆ Der Atem wird flach und regelmäßig.
- ◆ Die Körpertemperatur sinkt während des Schlafs um ca. 0,4 °C. Am niedrigsten ist sie in den frühen Morgenstunden.
- ◆ Je tiefer wir schlafen, desto weniger bewegen wir uns.
- ◆ In den Tiefschlafphasen werden Wachstumshormone ausgeschüttet.

Im REM-Schlaf:

- ◆ Herzschlag und Pulsfrequenz verringern sich.
- ◆ Die Muskelspannung erreicht Tiefstwerte.
- ◆ Sexualhormone werden verstärkt ausgeschüttet.
- ◆ Unwillkürlich treten Erektionen auf, bei der Frau in der Klitoris, beim Mann im Penis (diese nächtliche Peniserektion nutzen Ärzte übrigens auch, um herauszufinden, ob eine Impotenz psychisch oder organisch bedingt ist).
- ◆ Die Vagina der Frau wird stark durchblutet.

Straßen, sondern gleicht vielmehr einer Berg- und Talfahrt:
Beim gesunden Menschen verläuft der Schlaf in rhythmischen Phasen. Jede dauert rund 90 Minuten. Ganz langsam gleiten wir nach dem Einschlafen ins Reich der Träume. Erst wird gedöst, dann sinken wir in den ersten, zunächst noch leichten Schlaf. Danach geht es weiter hinab, bis wir schließlich im Tiefschlaf ankommen. Jetzt schlafen wir felsenfest. Schon nach kurzer Zeit aber kehren wir langsam an die Oberfläche zurück: Die Traumphase beginnt. Forscher erkennen sie an den schnellen Augenbewegungen. Deshalb erhielt dieses Schlafstadium, das nach Meinung der Wissenschaftler der seelischen Erholung dient, den Namen REM-Phase. Hierbei steht das R für Rapid (schnell), das E für Eye (Auge) und das M für Movement (Bewegung). Aus dem REM-Schlaf erwachen wir relativ leicht. Nach der Traumphase fallen wir wieder in den Tiefschlaf zurück: Ein neuer Schlafzyklus beginnt.

Die Einschlafphasen und der Tiefschlaf werden als Non-REM-Phasen oder neuerdings auch als SEM-Phasen (Slow Eye Movement) bezeichnet. Für den Körper sind diese Phasen die wichtigsten Erholungsperioden. Zunächst sinkt die Körperkerntemperatur, dadurch wird Energie gespart. Dann werden Wachstumshormone ausgeschüttet. Diese sollen die Zellen unserer Gewebe reparieren. Gleichzeitig wird das Immunsystem gestärkt. So vermehren sich in der Nacht bestimmte Immunmoleküle, wie z. B. Interleukin-1 und Tumornekrosefaktor (TNF). TNF ist wichtig für die Abwehr von Krebszellen. Am Morgen fällt die Zahl dieser Moleküle langsam wieder ab. Wenn wir Schlaf versäumt haben, gleicht der Körper zuerst das Tiefschlaf-Defizit aus. Dazu verlängert er einfach diese Phasen. Auch kranke Menschen verharren besonders lange in dieser kraftschöpfenden Schlafphase. Die Tiefschlafphasen treten hauptsächlich im ersten Teil der Nacht auf, gegen Morgen werden sie immer kürzer. Im vierten Zyklus schlafen wir nur noch leicht. Umgekehrt dauert der Traumschlaf zu Beginn der Nacht nur wenige Minuten und wird gegen Morgen immer länger – im vierten Zyklus bis zu vierzig Minuten.

Schlaf unter der Lupe – im Schlaflabor

Was genau im Schlaf geschieht, ermitteln Experten in einem Schlaflabor. Hier wird gemessen, wann und wie lange wir uns in welcher Schlafphase befinden, wie ruhig wir schlafen, ob wir über die Nase oder den Mund atmen, ob wir schnarchen oder Atemaussetzer haben. Für eine solche Untersuchung stehen in Deutschland mittlerweile über 100 Schlafzentren bereit. Sie sind mit – meist gemütlichen – Schlafkabinen und natürlich viel High-Tech-Geräten ausgestattet. Auf der Haut der Schläfer werden zahlreiche Elektroden angebracht. Geräte zeichnen dann die Signale unseres Körpers und unseres Hirns in schier endlosen Kurven auf meterlanges Papier.
Die Hirnströme werden mit dem EEG (Elektroenzephalogramm) gemessen, die Muskelaktivität mit dem EMG (Elektro-

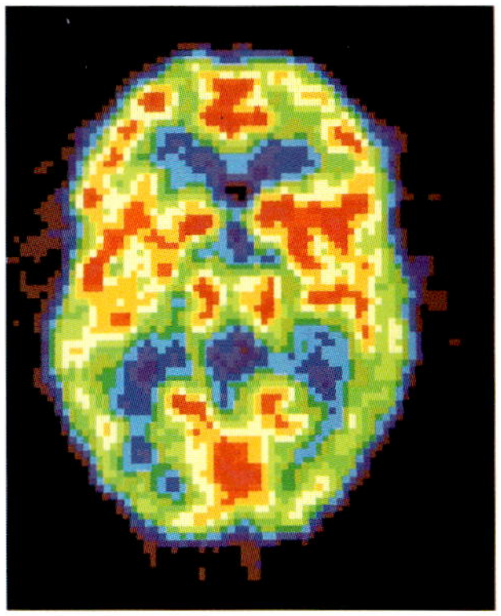

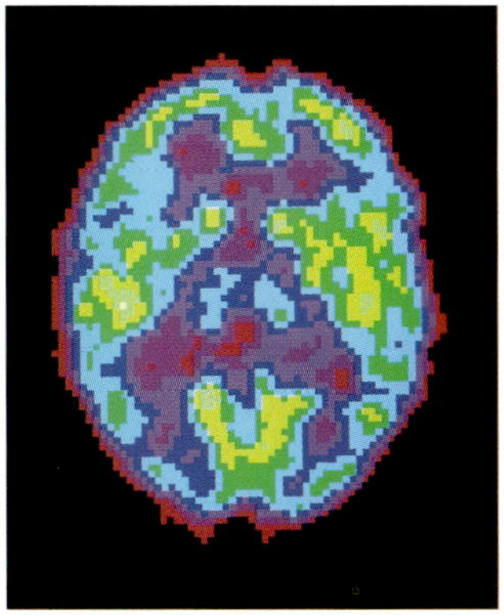

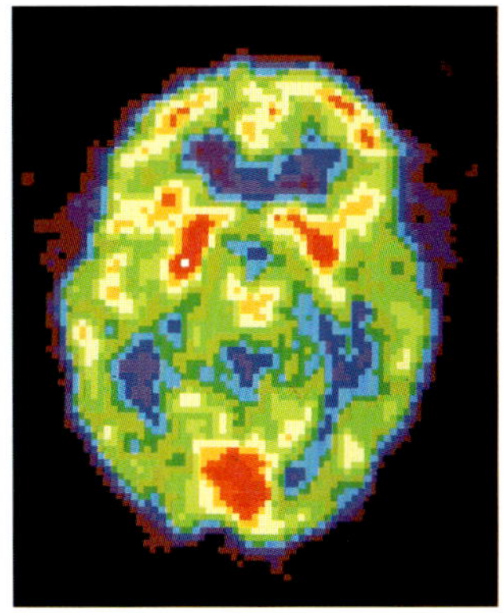

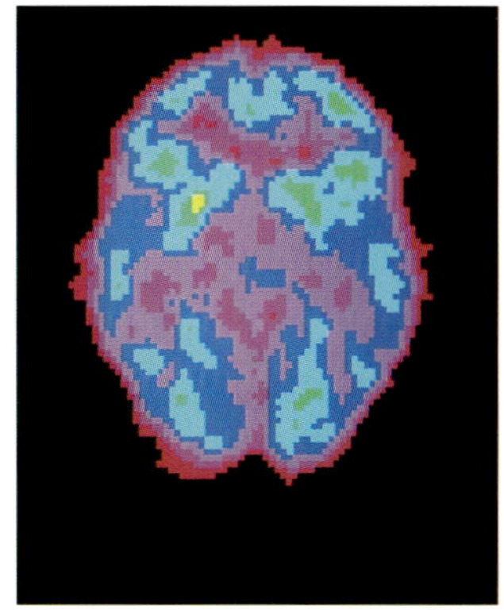

Abb. 1: Das Gehirn während des REM-Schlafs: Die roten Zonen markieren die aktiven Gehirnbereiche, die blauen die passiven. Während des REM-Schlafes zeigt das Gehirn eine ähnliche Aktivität wie im Wachzustand.

Das Gehirn während des Tiefschlafs: Die aktiven Gehirnbereiche sind gelb, die passiven lila. Das Gehirn ist entspannt.

Waches Gehirn: Die aktiven Bereiche sind rot, die passiven blau. Das Gehirn arbeitet lebhaft, ähnlich wie im REM-Schlaf.

Gehirn unter Schlafmitteleinfluss: Die aktiven Bereiche sind gelb, die nicht aktiven lila. Schlafmittel reduzieren die Tätigkeit der Nervenzellen. Das Gehirn arbeitet in diesem Zustand noch weniger als während der gewöhnlichen Non-REM-Phasen.

myogramm), die Herzfunktion mit dem EKG (Elektrokardiogramm) und die Impulse der Haut mit der EDA (elektrodermale Aktivität). Gurte an der Brust und am Bauch geben Auskunft über die Atmung, Sensoren am Ohrläppchen oder am Finger registrieren den Sauerstoffgehalt im Blut. Einige Schlaflabore sind mit Videoanlagen ausgestattet. In einem Nebenraum überwacht ein Schlaftechniker die Anlage. Am nächsten Morgen beginnt für die Schlafmediziner die Arbeit, denn ein Papierberg von rund 800 Seiten wartet auf Auswertung.

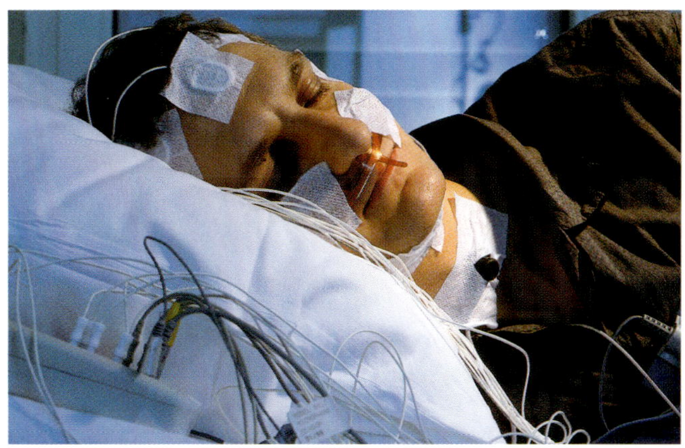

Abb. 2: In Schlafmedizinischen Zentren werden Schlafstörungen aller Art untersucht: In einem Labor wird der Schlaf der Patienten aufgezeichnet und ausgewertet.

Wichtige Adressen:
Im Sekretariat der Deutschen Gesellschaft für Schlafmedizin können Sie erfahren, welches Schlaflabor in Ihrer Nähe liegt:

DGSM HEPHATA-Klinik
Schimmelpfennigstraße
34613 Schwalmstadt-Treysa
Tel.: 0 66 91-27 33
Fax: 0 66 91-28 23

Außerdem sind alle Schlaflabore nach Postleitzahlen sortiert auch im Internet abrufbar: **www.dgsm.de** oder **www.uni-marburg.de/sleep/dgsm/**

Bei vielen Ärzten können Sie transportable Geräte ausleihen, mit denen Sie Atmung, Herzfrequenz oder Gehirnströme auch zu Hause messen können. Die Kosten dafür trägt die Krankenkasse.

Träume sind (keine) Schäume

„Träume sind Briefe an uns selbst."
(Siegmund Freud)

„Im Traum und in der Liebe ist nichts unmöglich."
(Ungarisches Sprichwort)

Träume verraten unsere geheimsten Gefühle – sagen die einen. Die anderen halten Träume schlicht für chaotische Entladungen in unserem Hirn. Wissenschaftlich lässt sich bislang weder das eine noch das andere belegen. Oft übermitteln Träume uns jedoch Bilder aus dem Unterbewussten, deren Botschaften wir uns nicht entziehen können, auch wenn wir tags am liebsten die Augen davor verschließen würden.
Doch auch wenn die Bedeutung des Träumens wissenschaftlich noch nicht bis ins Letzte geklärt ist – als sicher gilt, dass der Traumschlaf bei Kindern und Babys wichtig für die Entwicklung des Gehirns ist. Studien zeigen weiterhin, dass die Traumphasen entscheidend für die Ablage von Informationen im Langzeitgedächtnis sind. Weiterhin löscht unser Hirn im Traumschlaf Erinnerungen, die nicht mehr benötigt werden oder gar unerwünscht sind, und speichert zudem neue Daten. Menschen, die vom Traumschlaf abgehalten wurden, haben deutliche Erinnerungslücken. Eine ähnliche Wirkung haben Schlaftabletten, denn sie beeinträchtigen besonders den REM-Schlaf (*siehe Seite 8*).

Jahrelange Versuche legen nahe, dass sich das Gehirn im REM-Schlaf genauso verhält wie im wachen Zustand. Wenn wir etwa träumen, dass wir laufen, tanzen oder lieben, sendet das Hirn Signale aus, um die Muskeln entsprechend zu bewegen. Eine lustige Vorstellung, lägen wir alle munter zappelnd in unseren Betten. Tatsächlich werden aber diese Signale aus dem Hirn am Rückenmark blockiert, sodass unsere Gliedmaßen im Traum dann doch nicht in wilde Zuckungen verfallen.
Diese Bewegungsunfähigkeit ist andersherum auch der Grund für ein besonders häufiges Traumphänomen: In typischen Angstträumen möchten wir angesichts einer drohenden Gefahr weglaufen, bleiben aber stattdessen wie angewurzelt stehen und kommen nicht von der Stelle. Anders ist die Situation bei den Schlafwandlern. Sie werden nicht in der Traumphase, sondern in einem Übergangszustand zwischen Schlafen und Wachsein aktiv. Dann sind sie bereits wach genug, um die motorischen Zentren zu aktivieren; gleichzeitig schlafen sie aber noch zu tief, um ihr Handeln bewusst wahrzunehmen.

Unser Körper: ein lebendes Pendel

Es ist leise in der Wohnung. Nur das Ticken der beiden Uhren ist zu hören. Die Pendel bewegen sich im Gleichtakt. Christian Huygens denkt nach: Was, so fragt er sich, würde wohl passieren, wenn er eines der Pendel für einen Moment nur anhielte? Der Lauf der beiden Uhren würde sich ändern, das war klar, aber wäre das von Dauer? Das Ergebnis verblüfft ihn zunächst: Die Pendel brauchen etwa eine halbe Stunde, um wieder einträchtig im Takt zu schwingen. Huygens wiederholt das Experiment mehrmals. Das Ergebnis ist stets das gleiche. Huygens ist Physiker, und so sucht er nach einer logischen Erklärung für dieses erstaunliche Phänomen und findet sie: Der winzige Luftzug, ausgelöst durch die Bewegung der Pendel selbst, stimmt sie immer wieder aufeinander ein.
Der Niederländer Christian Huygens lebte im 17. Jahrhundert, und aus heutiger Sicht war seine Beobachtung zukunftsweisend. Denn mit dem Pendelversuch demonstrierte er, dass Systeme durch äußere

Einflüsse in Gleichklang gebracht werden können. Auch der Mensch ist ein System, ein lebendes eben, und als solches von äußeren Einflüssen gelenkt.
Das Licht ist dabei für uns der wichtigste Taktgeber. Über Sinneszellen im Auge überträgt es seine Botschaften ans Hirn. Dort passen spezielle Nervenzellen (SCN) die Körpertemperatur, Hormonausschüttung und Stoffwechsel an die Lichtphasen an und eichen damit unsere innere Uhr. So kommt es, dass uns das fahle Licht des Morgens – durch die dünnen Häute unserer geschlossenen Augenlider – zuflüstern kann: „Jetzt ist es Zeit zum Aufstehen." Bei Einbruch der Dunkelheit schüttet der Körper unser „Schlafhormon" Melatonin aus. Dieses signalisiert uns: „Jetzt wird geschlafen."
Zeitverschiebungen, wie wir sie beim Überfliegen von Zeitzonen erleben, bringen unsere innere Uhr durcheinander. Und auch elektrisches Licht wirkt sich auf unseren biologischen Rhythmus aus. Der amerikanische Schlafforscher William Dement kommt gar zu dem Schluss, dass „. . . unsere lichtgebadeten Körper im Alltag einen 25-Stunden-Tag zu führen versuchen. Durch unseren Gebrauch von elektrischem Licht bleiben unsere Uhren etwa eine Stunde pro Tag zurück." Auch die Lichter in den Wohnungen haben also Auswirkungen auf unsere innere Uhr, und wir kämpfen täglich gegen eine Zeitverschiebung von einer Stunde, sozusagen ein „Mini-Jetlag", an.

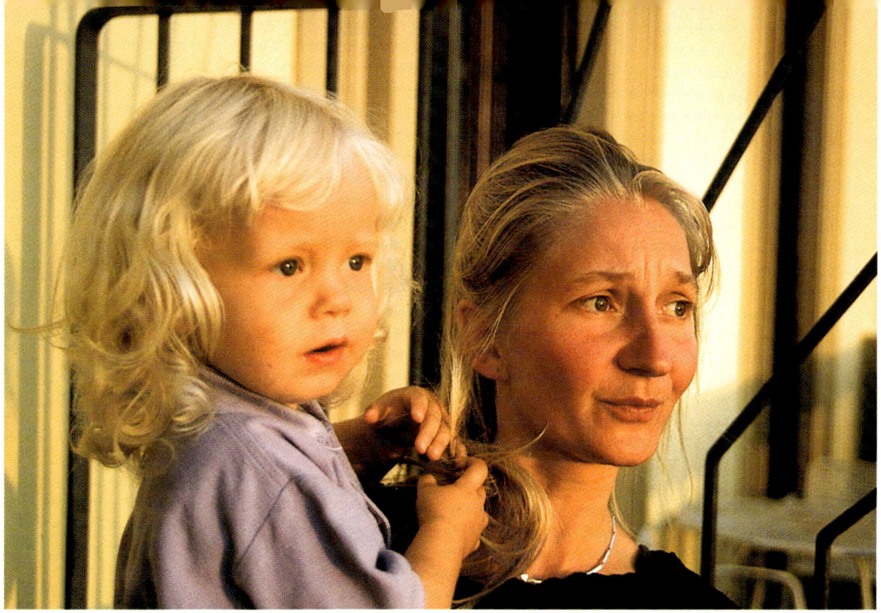

Abb. 3: Bei Sonnenuntergang verändert sich das Licht. Die Dämmerung gibt unserem Körper das Signal zum Schlafengehen.

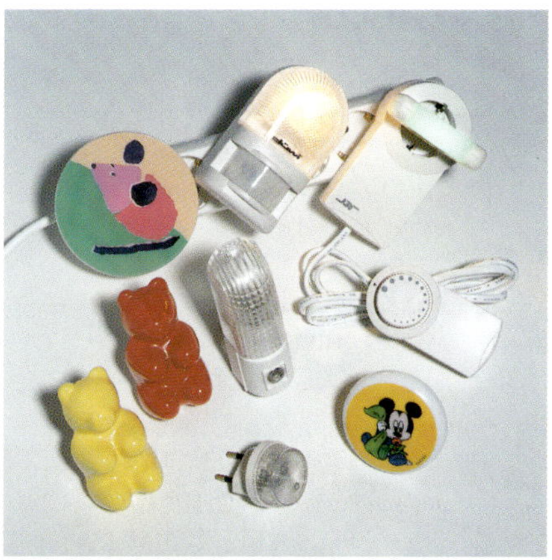

Abb. 4: Nachts brauchen wir nur wenig Licht. Es gibt eine ganze Reihe von Nachtlampen, die entweder auf Bewegung oder Licht reagieren und sich bei Dunkelheit automatisch einschalten. Rechts sehen Sie einen Dimmer, den Sie ganz einfach zwischen Lampe und Steckdose schalten können.

Tipps: Da Licht unserem Körper „Tag" signalisiert, schalten Sie nachts, z. B. wenn Sie öfter aufstehen müssen, möglichst wenig Lampen ein. In solchen Fällen sollten Sie an zentralen Stellen der Wohnung Nachtlampen installieren. Diese gibt es in unterschiedlichsten Ausführungen. Einige Lampen enthalten Lichtsensoren und schalten sich deshalb bei Einbruch der Dunkelheit automatisch ein. Komfortablere Modelle springen nur an, wenn wir sie auch brauchen: Sie reagieren auf Bewegung. Praktisch sind auch Nachttischlampen mit Dimmern. Sie können aber auch Ihre einfache Lampe umrüsten. Im Handel gibt es preiswerte Dim-

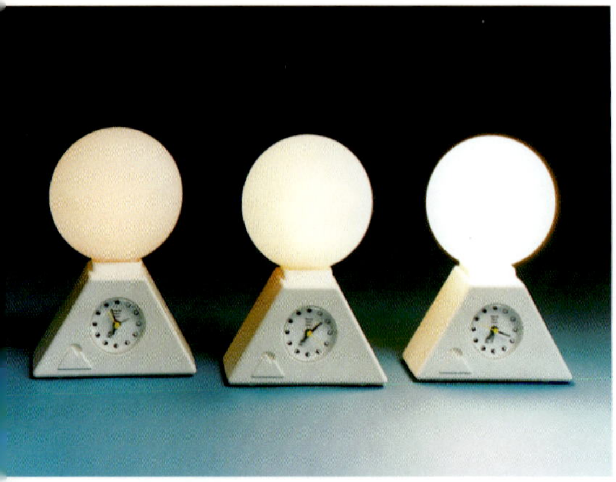

Abb. 5: Die Lampe des Lichtweckers schaltet sich schon eine halbe Stunde vor der eigentlichen Weckzeit an und wird langsam heller. Dadurch wird der Körper ganz sanft auf Aufstehen programmiert.

mer, die Sie zwischen Stecker und Dose schalten.
Einige Firmen bieten spezielle Lampen mit integriertem Wecker an. Der Clou eines solchen Lichtweckers: Am Morgen schaltet sich die Lampe eine halbe Stunde vor der Weckzeit ein und wird dann langsam heller. Auf diese Weise werden Sie nicht plötzlich aus dem Schlaf gerissen, sondern sanft auf Aufstehen programmiert.
Vor allem sollten Sie Ihre optimale Weckzeit austesten. Da unser Körper in einem relativ festen Rhythmus schwingt, kann es sein, dass Sie sich zur morgendlichen Weckzeit regelmäßig inmitten eines Tiefschlafs befinden. Das Aufstehen fällt dann natürlich doppelt schwer. Vielleicht geht es leichter, wenn Ihr Wecker eine halbe Stunde später oder früher klingelt. Probieren Sie es aus!

Von Eulen und Lerchen

Die Sonne über unseren Köpfen scheint für uns alle gleich. Demnach müssten auch unsere Uhren alle gleich gehen. Doch in der Praxis sieht das manchmal ganz anders aus. Bei den „Lerchen", den Frühaufstehern, klingelt der innere Wecker schon früh am Morgen, bei den „Eulen", den Spätaufstehern, lässt er sich noch etwas Zeit. Lerchen erleben vormittags ihr erstes Leistungshoch, Eulen kommen erst nach dem Mittag so richtig in Schwung. Lerchen gehen gerne früh schlafen, Eulen fühlen sich abends topfit. Rund 20 % der Menschen gehören dem Lerchen-Typus an, rund 30 % sind Eulen. Bei dem Rest konnte sich die Natur nicht so recht entscheiden, sie sind Mischtypen. Lerchen haben es leicht, denn sie stimmen mit dem Rhythmus unserer Leistungsgesellschaft überein. Schwieriger ist die Situation für die Eulen. Wie sollen sie ihrem Arbeitgeber ihre morgendliche Müdigkeit erklären? Wie sollen sie begreiflich machen, dass sie nicht faul, sondern einfach müde sind, und das nicht, weil sie abends immer feiern gehen, sondern einfach, weil ihre innere Uhr anders tickt?
Zudem sind Eulen häufig Langschläfer, während die Lerchen eher mit weniger Schlaf auskommen. Und hierin liegt nach Auffassung der Wissenschaftler auch der Hauptgrund für das unterschiedliche Ticken ihrer Uhren. Lerchen sind innerlich auf einen 24-Stunden-Tag eingestellt, Eulen tendieren zu einem Rhythmus von 26 Stunden. Abends werden sie nicht müde, da ihre innere Uhr ihnen sagt, dass der Tag noch längst nicht zu Ende ist. Morgens kommen sie nicht aus dem Bett, weil ihr Körper signalisiert, dass die Nacht noch weitergeht. Eulen leiden deshalb oft an Schlafstörungen und Schlafmangel – wenn sie nicht gerade das Glück haben, ihre Zeit frei einteilen zu können. Eine Ursache für das Eulen-Phänomen ist inzwischen gefunden: Genforscher haben das Allel 3111C entdeckt. Menschen mit diesem Gen haben einen inneren Tagesrhythmus, der länger ist als bei anderen Menschen. Bisher wissen die Forscher noch nicht, bei wie vielen Menschen dieses Gen ausgeprägt ist.

Übrigens können Eulen und Lerchen ganz einfach mit einem Thermometer entlarvt werden. Damit lässt sich übrigens auch feststellen, zu welchen Zeiten am Tag der Mensch besonders fit ist, denn die Höhe der Körperkerntemperatur ist ein Maß für die Wachheit und Konzentrationsfähigkeit. Bei den Lerchen ist die Temperatur schon in den Morgenstunden hoch, bei den Eulen steigt sie am Vormittag erst langsam an. Über den Tag betrachtet, verläuft die Kerntemperatur in einer gleichmäßigen Kurve: Sie steigt langsam an, um dann zum Abend hin wieder abzufallen. Zwischen 14 und 16 Uhr sinkt die Temperatur bei den meisten Menschen leicht ab. Dieser Abfall geht mit Müdigkeit und Leistungstief am Nachmittag einher. Im Schlaf ist die Temperatur am niedrigsten.

Melatonin – das Hormon für den Schlaf

Das Schlafhormon Melatonin wird überwiegend in der Zirbeldrüse, der so genannten Epiphyse, gebildet. Dieses Organ ist etwa so groß wie eine Erbse und mit der lichtempfindlichen Netzhaut des Auges verbunden. Bei Tageslicht wird weniger Melatonin gebildet als nachts, an düsteren Wintertagen mehr als an hellen Sommertagen. Melatonin beeinflusst den Tag-Nacht- und den Jahreszeiten-Rhythmus unseres Körpers und übernimmt damit eine entscheidende Rolle bei der Feineinstellung unserer inneren Uhr.

Helles Licht am frühen Morgen unterdrückt die Melatoninproduktion und stellt unsere innere Uhr zurück, helles Licht am Abend schiebt die Melatoninproduktion hinaus und verlängert damit unseren Tag.

Vor wenigen Jahren haben New Yorker Wissenschaftler herausgefunden, dass auch Licht, das über die Haut in unseren Körper dringt, den Melatoninspiegel in unserem Blut verändern kann. Dazu legten die Forscher den Versuchspersonen unter der Bettdecke „Lichtkissen" in die Kniekehlen. Sie stellten fest, dass Licht die Konzentration des Melatonins im Blut absenkte.

Licht und Melatonin wirken also entgegengesetzt. Während uns das Licht weckt, wirkt Melatonin im Zusammenspiel mit den übrigen Taktgebern des Körpers mild einschläfernd. Weil man mit Melatonin außerdem die innere Uhr beeinflussen kann, bezeichnen Wissenschaftler das Hormon als Chronobiotikum. Deshalb wird es auch bei Schlafstörungen wie Jetlag oder Schichtarbeit propagiert.

Seine entspannende Wirkung scheinen indische Yogis zu nutzen. Jedenfalls trinken sie vor ihrer ersten Meditation ihren Morgenurin, der reich an Melatoninabbauprodukten ist.

Melatonin senkt unsere Körpertemperatur ab und schafft damit die Voraussetzung für einen guten Schlaf. Deshalb frieren wir auch, wenn wir gegen unseren Biorhythmus mitten in der Nacht oder zu früh am Morgen aufstehen müssen.

Melatonin macht vor allem wegen seiner angeblich verjüngenden und krebsvorbeugenden Wirkungen Schlagzeilen. Tatsache ist, dass die Produktion des Hormons im Alter nachlässt. Ob – im Umkehrschluss – der Alterungsprozess mit der richtigen Portion Melatonin im Blut aufgehalten werden kann, ist jedoch vollkommen ungewiss. Auch die These, dass Melatonin eine körpereigene Krebswaffe ist, ist bislang nicht hinreichend belegt.

Melatonin steht in einer komplexen Wechselwirkung mit anderen Hormonen unseres Körpers. Auch hat es Auswirkungen auf menschliche Spermien und Eizellen. Durch die Einnahme von Melatonin kann sogar die Fruchtbarkeit gehemmt werden. In Holland wurden hohe Gaben von Melatonin als Verhütungsmittel erprobt. Wir raten schon aus diesem Grund von einer langfristigen Einnahme von Melatoninpräparaten ab.

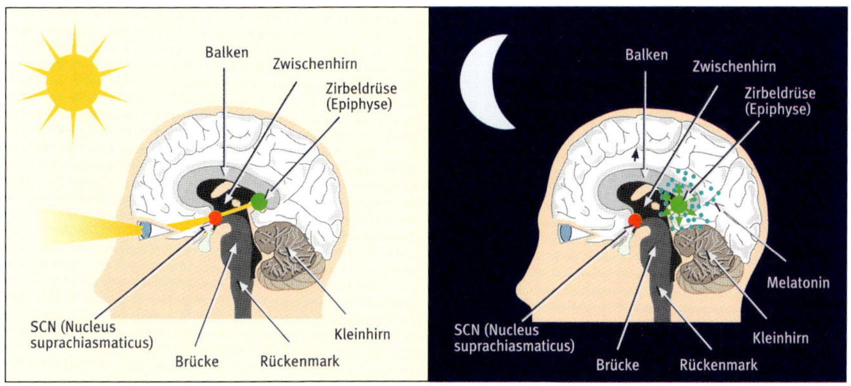

Grafik 2: Tags (links) fällt Sonnenlicht auf die Augen und erreicht im Hirn unseren inneren Taktgeber - spezielle Nervenzellen im Nucleus suprachiasmaticus, auch SCN genannt. Das SCN sendet Signale an die Epiphyse (Zirbeldrüse), wo unser Schlafhormon Melatonin gebildet wird. Solange das Signal „hell" ankommt, wird die Melatoninbildung gehemmt.
Nachts (rechts) fällt kein Licht auf die Augen. Die SCN geben daraufhin kein Signal mehr an die Epiphyse. Diese beginnt mit der Ausschüttung des Melatonins: Wir werden müde.

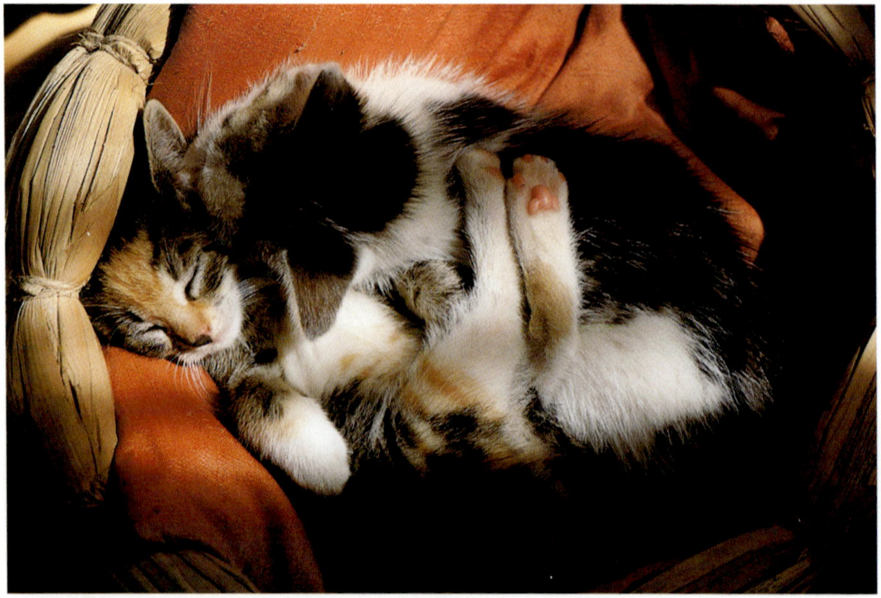

Abb. 6: Katzen wissen, was gut tut. Ein catnap zum Auftanken entspricht auch unserem biologischen Bedürfnis.

Wie Sie diese Wärmeregulation Ihres Körpers nutzen können, um besser in den Schlaf zu finden, können Sie auf *Seite 24* nachlesen.

Eine Mütze voll Schlaf: Siesta – Catnap – Nickerchen

Konrad Adenauer, Winston Churchill und Albert Einstein waren sich einig: Eine Mütze voll Schlaf am Mittag tut gut. Mit dieser Einschätzung haben die drei Männer einmal mehr bewiesen, dass sie zu den großen Geistern dieser Welt gehören, denn mit ihrem Einstehen für den mittäglichen Erfrischungsschlaf waren sie der Wissenschaft weit voraus. Im Gegensatz dazu hinkt die heutige Meinung der Forschung weit hinterher, denn sie hält den Mittagsschlaf für einen Luxus von Faulpelzen und Tagedieben. Doch ein Versuch beweist das Gegenteil: Tief unter der Erde, im Bunker von Andechs, einem Standort des Münchner Max-Planck-Instituts für Psychiatrie, ließen sich Versuchspersonen für 32 Stunden von der Außenwelt abschneiden, ohne Buch, Radio und Fernsehen. Die Frage lautete: Wann schläft der Mensch und in welchem Rhythmus? Deshalb wurden den Kandidaten auch die wichtigsten Zeitgeber – Uhr und Licht – vorenthalten. Die Ergebnisse dieses chronobiologischen Tests klingen wie ein Loblied auf das Nickerchen zwischendurch:

Grafik 3: So verändert sich unsere Körpertemperatur während des Tages.

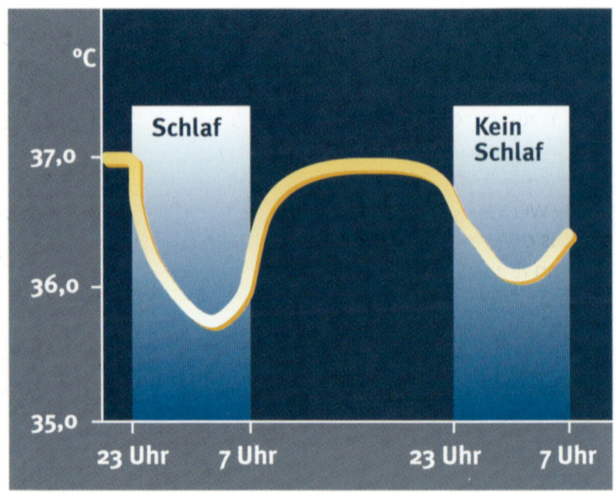

Die Versuchspersonen hatten zwar einen typischen längeren „Nachtschlaf", darüber hinaus ruhten sie aber auch tagsüber an mehreren körperlichen und geistigen Tiefpunkten, und zwar etwa alle vier Stunden, jeweils um 9, um 13 und um 17 Uhr. Der Schlaf am Mittag dauerte dabei am längsten.
Dieser Versuch zeigt: Der Mensch braucht mehr als nur einen langen Nachtschlaf. Leistungstiefs am Tag gleicht er mit kleinen Schläfchen zwischendurch aus. Nehmen Sie sich Zeit für einen Mittagsschlaf, es lohnt sich.

Tipps für den Schlaf zwischendurch

- Bringen Sie Routine in Ihren Mittagsschlaf, dann müssen Sie ihn nicht jeden Tag neu organisieren. Suchen Sie sich ein wohliges Plätzchen – das kann auch der Schreibtischstuhl sein –, legen Sie sich eine Decke bereit und sorgen Sie für ungestörten Schlaf: Stellen Sie potentielle Geräuschquellen wie Haustürklingel oder Telefon ab, schließen Sie gegebenenfalls das Fenster, sagen Sie Ihren Mitmenschen Bescheid oder hängen Sie ein Schild vor die Tür.
- Trainieren Sie den Mittagsschlaf. Am Anfang schlafen Sie vielleicht noch nicht so schnell ein, aber bleiben Sie am Ball. Sie werden sich schnell an einen Rhythmus gewöhnen. Auch das Aufwachen kann anfangs zum Problem werden. Stellen Sie sich einen Wecker oder bitten Sie um einen Weckruf. Ihr Körper wird sich bald an eine bestimmte Schlafdauer gewöhnen. Eine halbe bis eine Stunde reicht zum Auftanken völlig aus.

Doch Vorsicht: Ein Mittagsschlaf kann abendliche Einschlafstörungen verschlimmern. Wenn Sie darunter leiden, sollten Sie das Nickerchen auf 20 Minuten beschränken.

„Nach dem Essen sollst Du ruhen oder tausend Schritte tun."
(Altes Sprichwort)

Es gibt aber noch einen weiteren Grund, warum wir gerade nach dem Mittag so richtig müde werden: Mit dem Essen gelangen viele fremde Stoffe wie körperfremde Eiweiße oder Pilze in den Körper, die dann im Darm von Fresszellen entsorgt werden müssen. Je stärker das Immunsystem in Fahrt kommt, desto müder werden wir, denn offensichtlich stoßen die Fresszellen gleichzeitig Stoffe aus, die auf unser Hirn wie eine Schlafdroge wirken.
Deshalb gilt auch hier: Ein kurzes Nickerchen nach dem Mittagessen ist sinnvoll und bringt uns für den Rest des Tages wieder richtig in Schwung.

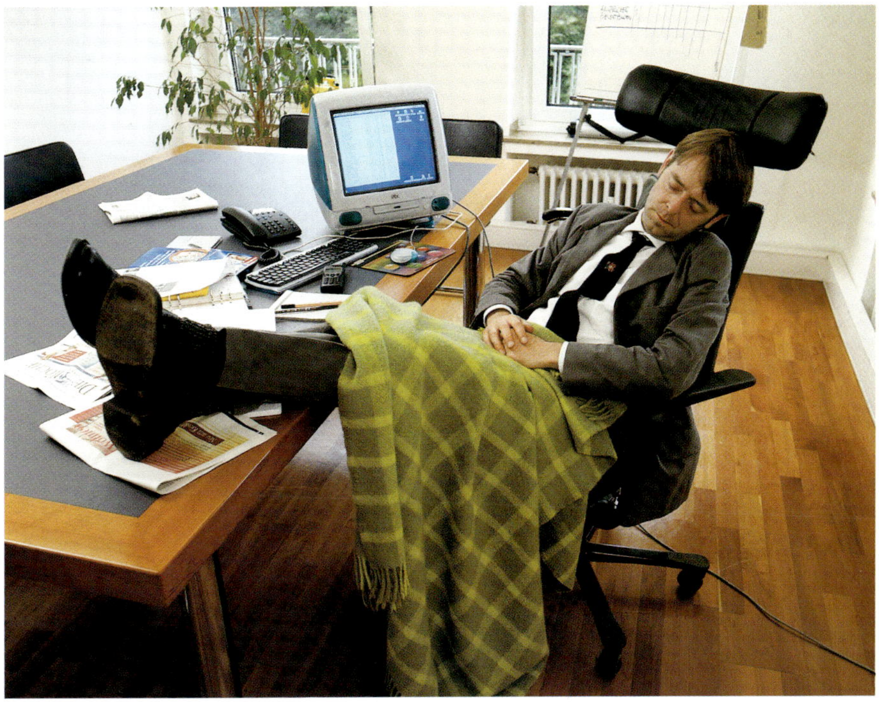

Abb. 7: Wer mittags schläft, ist nachmittags doppelt fit. Auch im Büro ist ein Nickerchen sinnvoll.

Einschlafen im Einklang mit der Natur

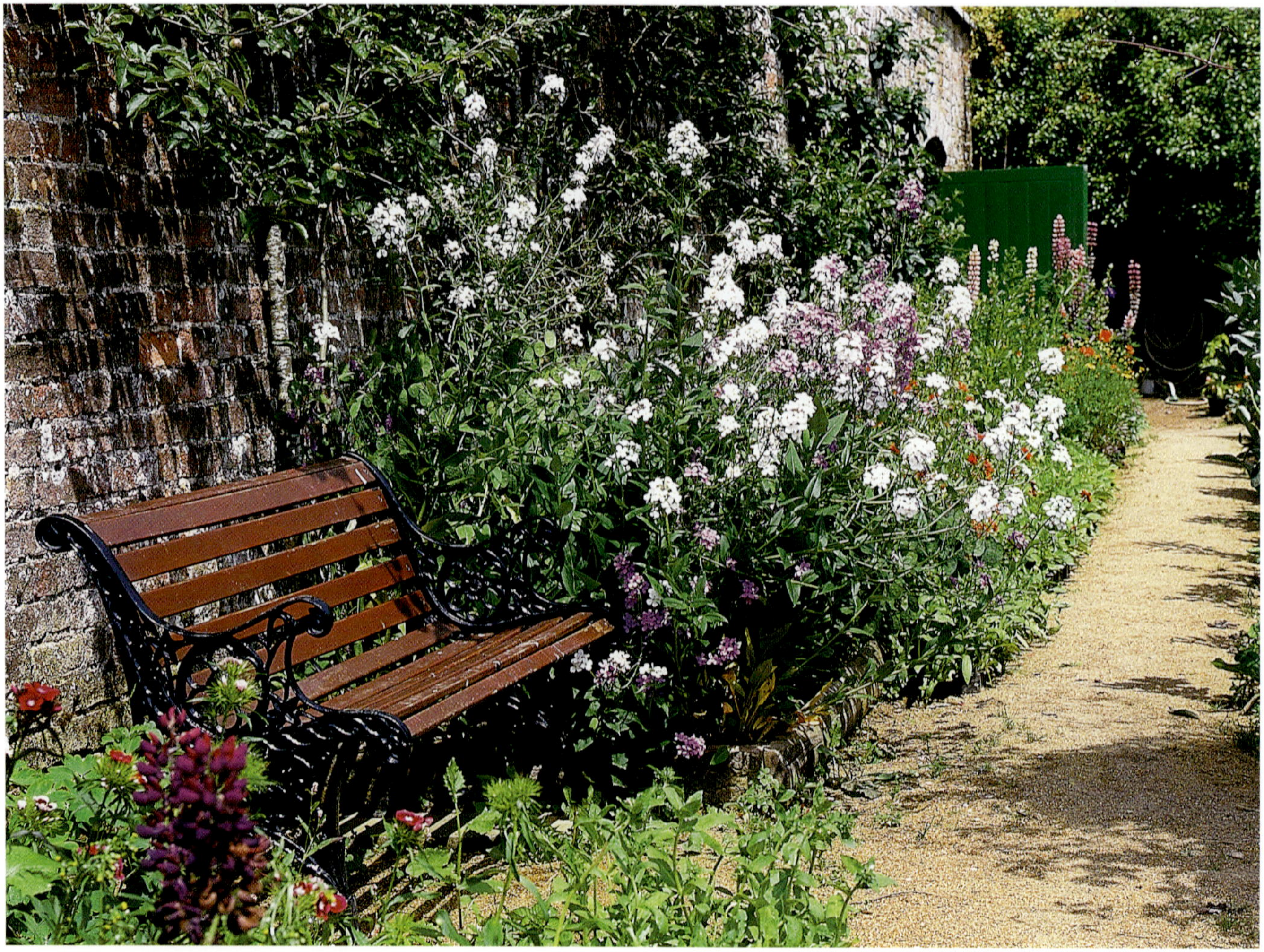

Zur Ruhe kommen

Unsere Großeltern dürften mit dem Einschlafen kaum Probleme gehabt haben. Wer z. B. nach zehnstündiger Feldarbeit mit müden Knochen ins Bett oder auf die Pritsche sank, schlief ein – auch auf einem harten Strohsack. Einschlafstörungen, Nervosität und Verspannung sind ein Problem der Moderne, genauso wie der Stress und der Zeitdruck, die an diesen Störungen maßgeblich schuld sind. Stress führt zur Ausschüttung von Adrenalin, unser Körper läuft auf Hochtouren – zumindest innerlich, denn körperlich abreagieren kann man diesen Druck im Berufsleben meist nicht. Darum ist es wichtig, die Anspannung mit körperlicher Bewegung wie Sport, Gartenarbeit, Rad fahren oder Wandern auszugleichen. Aber auch das Stöbern auf dem Flohmarkt, Musizieren oder andere kreative Tätigkeiten wie Malen oder Schneidern können helfen, Stress abzubauen und das innere Gleichgewicht wiederzufinden. Manchmal wird jedoch das zu Bett gehen selbst zum Stressfaktor, dann nämlich, wenn die Einschlafstörungen regelmäßig, vielleicht sogar jede Nacht, auftreten. Schließlich wird die Angst, wieder nicht einschlafen zu können, übermächtig – Schlafmittel sind dann oft die letzte Hoffnung. Wer das vermeiden möchte, muss lernen, abzuschalten und sich zu entspannen, und dazu können die nachfolgenden Tipps und Anregungen vielleicht etwas beitragen:

Schöne Abendrituale

Lassen Sie den Tag langsam ausklingen. Immer wiederkehrende Abendrituale können das erleichtern. Kinder mögen solche Rituale instinktiv: Erst das Bilderbuch, dann das Lied, dann erst der Gute-Nacht-Kuss. Und wehe, jemand wagt es, an dieser Reihenfolge etwas zu ändern!
Unternehmen Sie z. B. einen kleinen Abendspaziergang, verbringen Sie eine Viertelstunde am geöffneten Fenster, setzen Sie sich auf den Balkon oder die Türschwelle und beobachten Sie, wie um Sie herum die abendliche Ruhe einkehrt: Es sind weniger Menschen und Autos unterwegs, manche Fenster sind schon dunkel, andere noch erleuchtet, die Geräusche des Tages sind leiser geworden. Trinken Sie dazu eine Tasse unserer entspannenden Kräutertees (*siehe Seite 26*).

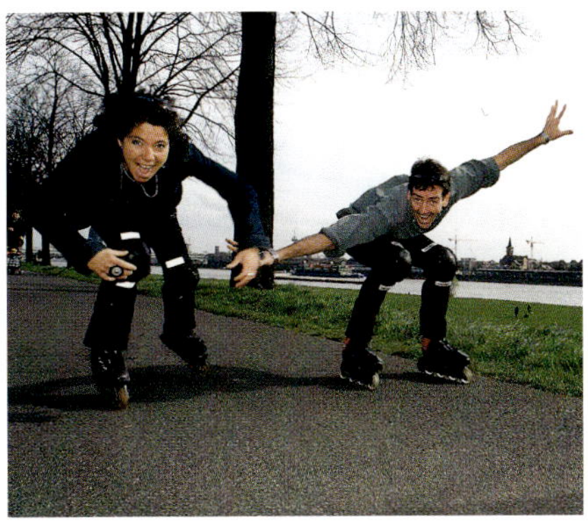

Abb. 8: Auch beim Skaten kann man abschalten: Während sich die Beine anstrengen, hat der Kopf frei.

Müßiggang

Nicht nur sportliche Betätigung, Kreativität und Geselligkeit sind wichtig fürs Wohlbefinden und ein gutes Lebensgefühl. Auch dem süßen Nichtstun, dem Müßiggang also, sollten wir etwas von unserer Zeit widmen – nicht nur im Urlaub. Die Seele „baumeln" lassen, „Löcher in die Luft starren", Wolkenschäfchen zählen und dabei an gar nichts denken – all das hilft, den Kopf frei zu bekommen. Leider packt viele beim Faulenzen das schlechte Gewissen. Einfach tatenlos zuzusehen, wie die Zeit verstreicht, ist eben längst nicht so gut angesehen wie das atemraubende Joggen durch den Wald. Argumente fürs Faulenzen mit gutem Gewissen finden Sie im Internet unter:
www.otium-bremen.de
Das ist die Homepage des Vereins zur Förderung des Müßiggangs e. V. Hier kann man nachlesen, was berühmte Personen der Geschichte von Epikur bis Bill Clinton zu diesem Thema gesagt haben.

Entspannung für eine gute Nacht

Entspannen kann man lernen. Volkshochschulen, Krankenkassen, Sportvereine und andere Organisationen bieten entsprechende Kurse, z. B. Autogenes Training, Yoga oder Tai Chi, an. Eine andere Methode ist die **Muskelentspannung nach Jacobson**. Sie basiert auf der Idee, durch gezieltes An- und Ent-

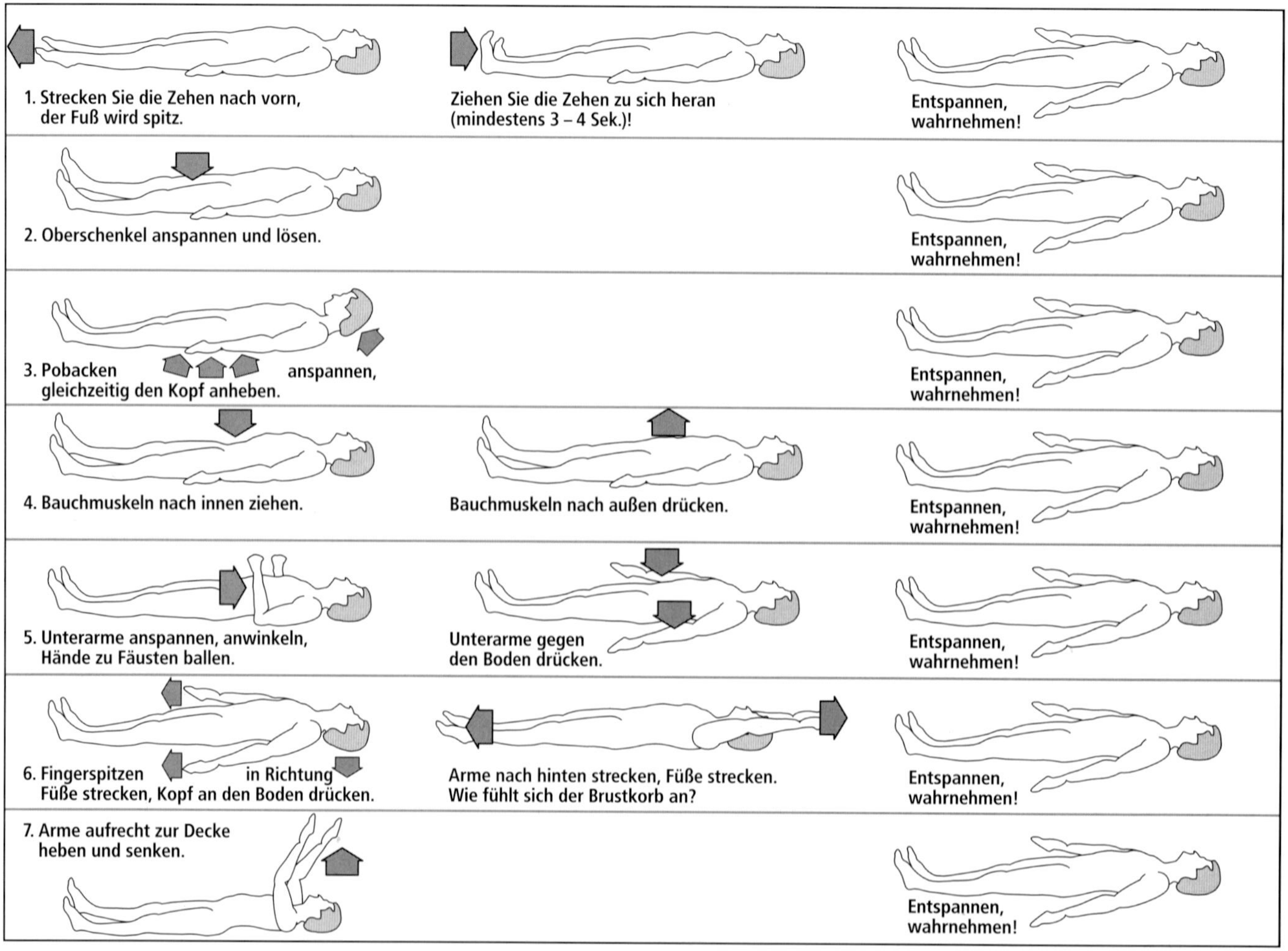

Grafik 4: Muskelentspannung nach Jacobson.

spannen verschiedener Muskelgruppen das Gefühl der Entspannung bewusst wahrzunehmen und Verspannungen lokalisieren zu können. So wird beispielsweise einige Sekunden lang die Faust geballt, der Bauch angespannt oder das Gesicht zusammengekniffen. Ein Therapeut gibt dabei am Anfang die Reihenfolge vor. Die *Abbildung auf dieser Seite* zeigt, wie solch ein Übungsprogramm aussehen kann.
Wer nicht gleich einem Verein beitreten oder einen Kursus besuchen möchte, sollte vielleicht einmal die folgenden Ent-

spannungsübungen ausprobieren. Sie können Ihnen helfen, die Hektik und den Stress des Tages abzustreifen und die nötige Bettschwere zu bekommen. Wenn Sie beim Üben der Schlaf „übermannt", so ist das eine durchaus erwünschte Nebenwirkung.

- Legen Sie sich bequem auf den Rücken, den Kopf auf die Matratze oder auf ein flaches Kissen gebettet. Wichtig ist, dass der Nacken ganz gerade ist, damit er nicht verspannt. Decken Sie sich zu, damit Sie angenehm warm liegen. Vor allem sollten Sie dafür sorgen, keine kalten Füße zu bekommen, denn wer kalte Füße hat, kann sich nicht entspannen und schläft außerdem schlechter ein (*siehe Seite 23*).
- Schließen Sie die Augen, atmen Sie tief und ruhig durch. Konzentrieren Sie sich nur auf Ihren Atemrhythmus. Lassen Sie die Luft in sich hineinströmen und spüren Sie, wie der Atem durch Ihren Körper fließt. Wenn Ihr Atemrhythmus gleichmäßig und tief geworden ist, können Sie versuchen, sich die Anspannung des Tages „von der Seele" zu atmen. Stellen Sie sich dabei vor, wie Sie das Problem oder die Gedanken, die Sie belasten, beim Ausatmen mit dem Atem aus sich herausstoßen. Vielleicht haben Sie ja das Gefühl, dass Ihnen etwas wie ein schwerer Kloß im Magen liegt. Legen Sie Ihre Hände auf diese Stelle, und stellen Sie sich vor, wie Sie beim Einatmen die Luft dorthin lenken und mit jedem Ausatmen ein Stückchen von diesem „Kloß" vom Atem abgetragen wird. Mit etwas Übung gelingt es nach einiger Zeit vielleicht, diesen Knoten aufzulösen und zur Ruhe zu kommen.
- Lenken Sie nun bei jedem Ausatmen Ihre Aufmerksamkeit nacheinander auf die verschiedenen Körperteile und lockern Sie dabei die jeweiligen Muskelpartien. Stellen Sie sich vor, wie die ausgeatmete Luft an ihren Muskeln vorbeistreicht und evtl. noch vorhandene Verspannungen beseitigt. Beginnen Sie damit bei den Füßen und gehen dann Atemzug für Atemzug weiter nach oben, also Waden, Knie, Oberschenkel, Gesäß, Geschlechtsorgane, Bauch etc. In welcher Geschwindigkeit Sie dabei vorgehen, bleibt Ihnen selbst überlassen. Am Anfang sollten Sie für jedes Körperteil etwa drei Ein- und Ausatmer vorsehen. Sie werden vermutlich schnell spüren, dass sich eine angenehme Wärme und Bettschwere in den entsprechenden Gliedern ausbreitet. Nach einiger Zeit werden Sie ein Gefühl dafür bekommen, wo evtl. hartnäckige Verspannungen sitzen und Ihnen das Einschlafen erschweren.
- Sie können diese Übung natürlich auch nur für bestimmte Körperregionen durchführen, z. B. den Schulter-/Nackenbereich oder Kopf. Sie werden vermutlich die Entdeckung machen, dass hier noch viele Muskeln angespannt sind, selbst wenn Sie eigentlich den Eindruck haben, schon völlig entspannt zu sein. Oft spürt man erst, wenn man sich genau auf die einzelnen Muskelgruppen besinnt, dass z. B. die Schultern noch verkrampft hochgezogen sind, das Gesicht verkniffen ist oder die Kiefer fest zusammengebissen sind. Es ist hilfreich, sich auch tagsüber hin und wieder auf solche „Problemzonen" zu konzentrieren und diese zu lockern.

Erholung für die Augen

Wenn Sie mehrere Stunden – vielleicht sogar bis in den späten Abend hinein – am Bildschirm gearbeitet oder konzentriert gelesen haben, Auto gefahren sind usw., sind Ihre Augen vermutlich überanstrengt. Auch das kann das Einschlafen behindern: Vor den geschlossenen Augen tanzen bunte Buchstaben, Zahlen und Lichter, die Lider flackern und zucken, kaum schafft man es, die Augen geschlossen zu halten. Auch Ihre Augen brauchen Zeit zum Abschalten. Gönnen Sie Ihnen deshalb vor dem Schlafengehen noch etwas Erholung:

- Lassen Sie den Blick einige Minuten lang im dunklen oder nur schwach erleuchteten Zimmer umher schweifen, ohne sich auf etwas zu konzentrieren.
- Lassen Sie Ihren Augen freien „Lauf". Sehen Sie nach draußen. Betrachten Sie etwas Schönes, z. B. einen Baum oder die Blumen im Vorgarten. Konzentrieren Sie sich auf etwas, das in großer Entfernung liegt. Fixieren Sie diesen Punkt mit den Augen. Gucken Sie sich danach einen Gegenstand in der Nähe aus. Lassen Sie die Umgebung vor Ihren Augen verschwimmen; das passiert, wenn man mit starren Pupillen – wie abwesend – ins „Nichts" blickt.
- Auch Augengymnastik kann zur Erholung beitragen. Klimpern Sie doch mal ausgiebig mit den Lidern und kneifen Sie die Augen mehrmals fest zusam-

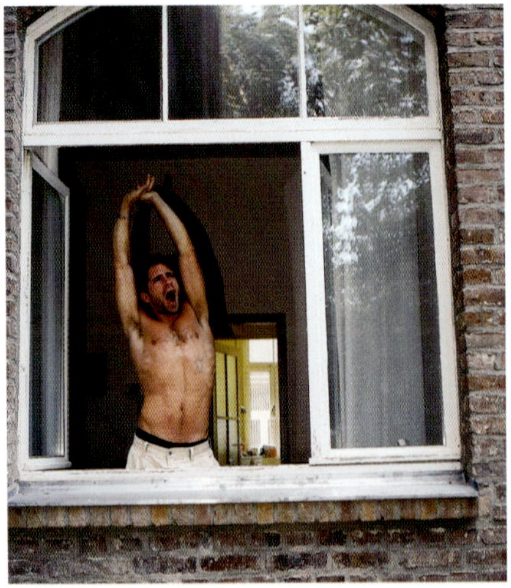

Abb. 9: Gähnen kann man trainieren: Denken Sie einfach dran, dann kommt es von selbst.

men. So wird mehr Tränenflüssigkeit produziert, die den Augapfel reinigt. Den gleichen Effekt erzielt man übrigens durch heftiges Gähnen. Lassen Sie sich also ruhig gehen: Reißen Sie den Mund richtig weit auf und dehnen Sie Ihre Glieder dabei – es sieht ja niemand zu.

- Setzen Sie sich bequem hin und blicken Sie nach vorne. Rollen Sie die Augen – ohne den Kopf zu bewegen – dann langsam so weit es geht nach oben und dann wieder ganz nach unten. Wiederholen Sie diese Bewegung mehrmals. Nun schauen Sie ganz nach rechts außen und anschließend nach links. Ebenfalls mehrmals wiederholen. Es folgt die Diagonalachse, also zuerst nach rechts oben, dann nach links unten schauen. Schließlich nach links oben und nach rechts unten blicken. Und zu guter Letzt die Augen kreisen lassen, d. h. mehrmals im Uhrzeigersinn und danach anders herum. Zum Abschluss der Übung ist es sehr angenehm, wenn Sie Ihre Handflächen kräftig gegeneinander reiben, bis sie schön warm geworden sind und dann für einige Sekunden auf die geschlossenen Augen legen.

Beruhigende Düfte

Auch die Aromatherapie kann dabei helfen, am Abend abzuschalten, sich zu entspannen und zur Ruhe zu kommen. Viele ätherische Öle haben dem Verständnis der Aromatherapie zufolge eine beruhigende, angst- und spannungslösende Wirkung (*siehe Seite 22*). Diese können Sie sich auf verschiedene Art und Weise zunutze machen, wobei der Grundsatz gilt: Äußerst sparsam dosieren. Die meisten Öle entfalten ihre Wirkung nämlich gerade in niedrigster Dosierung am besten. Eine Erhöhung der Dosis hat in vielen Fällen gar keinen oder sogar den gegenteiligen Effekt.
Dabei sollten Sie unbedingt darauf achten, dass es sich um reine, naturbelassene Öle handelt, die Stammpflanze sollte angegeben sein oder der Zusatz „genuin". Öle mit Bezeichnungen wie „Duftöl", „Duftessenz" oder „natürliches Öl" sind wahrscheinlich Verschnitte, deren Wirksamkeit fragwürdig ist. Bei den ätherischen Ölen aus den im Anhang genannten Läden sind genaue Herkunftsbezeichnungen auf dem Etikett angegeben und die Qualität ist gewährleistet.

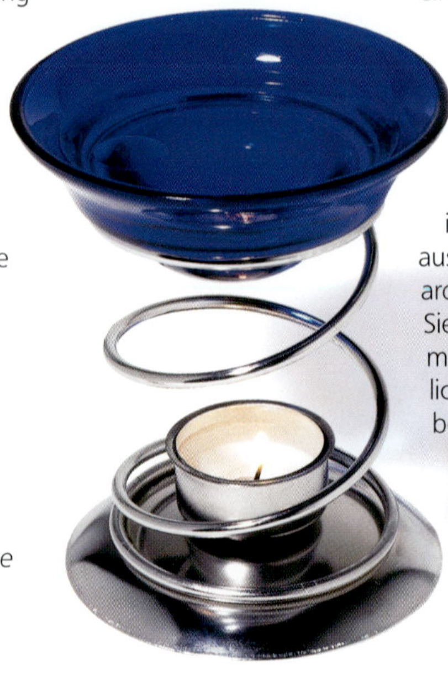

Abb. 10: Auch ätherische Öle können helfen zu entspannen.

Duftlampe

In einer Duftlampe werden die ätherischen Öle in einen mit Wasser gefüllten Aufsatz geträufelt, unter dem ein Teelicht brennt. Dadurch verdunstet das Wasser und der Duft verteilt sich im Raum. Etwa 10 Tropfen des ätherischen Öls im Wasser reichen aus, um die Luft zu aromatisieren. Achten Sie darauf, dass das Gemisch über dem Teelicht nicht zu sieden beginnt – das Öl soll langsam verdunsten, nicht mit dem kochenden Wasser verdamp-

Hilfe aus Fernost: Akupunktur und Akupressur

Auch Heilmethoden der traditionellen chinesischen Medizin können bei nervösen Einschlafstörungen helfen. Für Akupunktur ist umfangreiches Wissen über den Körper nötig. Deshalb kann diese Behandlung nur von einem erfahrenen Therapeuten durchgeführt werden. Akupressur hingegen eignet sich nach Einweisung auch zur Selbstbehandlung.
Grundlage dieser Methoden ist die Vorstellung, dass unserer Gesundheit und unserem Wohlbefinden eine universelle Lebenskraft (Qi) zugrunde liegt. Diese Lebenskraft wird durch den Atem aufgenommen und soll dann ungehindert den gesamten Körper durchströmen, und zwar entlang der so genannten Meridiane, der Lebensbahnen. Nach dem Verständnis der traditionellen chinesischen Medizin stehen diese Bahnen mit einem inneren Organ bzw. Funktionskreis in Verbindung. Gesundheitsprobleme wie Nervosität, Schlafstörungen, Schmerzen und Krankheiten entstehen, wenn die Lebensbahnen blockiert und der freie Fluss der Lebensenergie gestört ist. Während der Therapie sollen diese Blockaden beseitigt werden. Dazu setzt der Akupunkteur hauchfeine Nadeln in festgelegte Punkte entlang der Meridiane.
Bei der Akupressur oder dem Shiatsu (das ist die japanische Variante der Akupressur) massiert der Therapeut die entsprechenden Punkte mit den Fingern, dem Daumen oder auch dem Ellbogen. Akupunktur und Akupressur werden hierzulande vorwiegend zur Schmerzbekämpfung, z. B. bei Migräne, aber auch zur Behandlung psychovegetativer Störungen wie Einschlafstörungen, nervöser Unruhe etc. eingesetzt. In einigen Fällen zahlt die Krankenkasse. Ansonsten kostet eine Sitzung zwischen 50 und 80 DM.

Wer einen seriösen Therapeuten mit entsprechender Ausbildung und Erfahrung sucht, kann sich an folgende Gesellschaften wenden:

Deutsche Akupunktur Gesellschaft Düsseldorf
Goltsteinstraße 26
40211 Düsseldorf
www.daegfa.de
(Ärzteliste, Allgemeine Informationen etc.)

Deutsche Ärztegesellschaft für Akupunktur e.V.
Raglovichstraße 14
80637 München
www.akupunktur-aktuell.de
(Ärzteliste, Allgemeines, Liste der Indikationen und Therapieformen etc.)

fen. Nach einigen Minuten haben Sie vielleicht den Eindruck, dass der Duft nachlässt. Lassen Sie sich aber nicht täuschen: Die Wirkung bleibt nach wie vor erhalten. Allerdings hat sich Ihre Nase nach einigen Minuten an den Geruch gewöhnt und nimmt ihn nur noch schwach wahr. Eine Alternative zur Duftlampe ist ein Duftstein. Das ist ein poröser Stein oder eine Figur aus Ton, auf den das ätherische Öl geträufelt wird.
Probieren Sie auch einmal folgende Mischung zur Aromatisierung der Raumluft:

Duftmischung Abendstimmung

4 Tr. Zitronenöl
3 Tr. Mandarinen-Petitgrain
3 Tr. Anisöl

In dieser Mischung dominiert der frische Duft der Zitrone. Das Öl wirkt ausgleichend, stimmungshebend und beruhigend. Das Anisöl gibt dem Duft eine herb-würzige Note.

Sie können auch unsere Bademischungen aus dem folgenden Kapitel für die Duftlampe verwenden. Dabei müssen Sie nur die angegebenen Emulgatoren weglassen.

Aromabad
Beim Baden quillt die Haut auf und wird dadurch besonders aufnahmefähig. Das ätherische Öl kann also gut in den Körper eindringen und dort seine Wirkung entfalten. Geben Sie 6 – 10 Tropfen (für Kinderbäder nur 1 – 2 Tropfen) des entsprechenden Öls in die gefüllte Badewanne,

rühren Sie kräftig um und steigen Sie sofort ins Wasser. **Achtung:** Nicht in den einlaufenden Wasserstrahl geben, denn die wichtigen Inhaltsstoffe des Öls verflüchtigen sich sonst zu schnell!
Wenn Sie diese Öle einfach ins Badewasser hineinträufeln, schwimmen sie in winzigen Lachen auf der Wasseroberfläche. Das ist bei dieser kleinen Menge in der Regel kein Problem. Für Menschen mit empfindlicher Haut und Kinder sollte das ätherische Öl jedoch zuvor mit einem Emulgator vermischt werden. Dazu können Sie einige Tropfen des **Lösungsvermittlers der Hobbythek LV 41** auf Basis von Rizinus verwenden oder auch einfach ca. 1 – 2 EL Sahne. Diese pflegt außerdem die Haut. Das Bad sollte nicht länger als 15 Minuten dauern und eher warm als heiß sein.

Entspannungsbad

3 Tr.	Citronella
3 Tr.	Zitronenöl
2 Tr.	Ylang Ylang
2 Tr.	Anisöl
2 EL	Sahne oder 2 Tr. LV 41

Die Öle mischen und mit der Sahne oder dem LV 41 verrühren.
Citronellaöl entfaltet eine beruhigende Wirkung, die anderen Öle wirken eher entspannend, und zwar sowohl auf die Psyche als auch auf die Muskeln – man bekommt also die richtige Bettschwere. Das Anisöl gibt der Badeessenz einen sehr angenehmen Duft.

Würziges Abendbad

4 Tr.	Lavendelöl
3 Tr.	Pomeranze
3 Tr.	May Chang
1-2 EL	Sahne oder 2 Tr. LV 41

Öle mit Sahne oder LV 41 mischen und ins Badewasser rühren.

Diese Mischung hat einen würzigen, eher herben Duft. Dominierend ist hier die Wirkung des Lavendels.
Das Öl der Bitterorangenblätter (Pomeranze) wirkt laut Aromatherapie ausgleichend auf das vegetative Nervensystem.
May Chang gibt einen frischen Duft und beruhigt.

Ätherische Öle für den Abend

Folgende ätherische Öle können Ihnen das abendliche „Abschalten“ erleichtern. Wählen Sie einen oder auch mehrere (drei bis fünf) Düfte aus und kombinieren Sie diese miteinander. Dabei können Sie ruhig Ihre Nase entscheiden lassen. Wir haben darüber hinaus aber auch noch einige Rezepte für Sie kreiert (*siehe Seite 21*). Sie sollten die Kompositionen häufiger wechseln, denn sonst gewöhnt sich Ihr Körper daran und die Wirkung lässt nach.

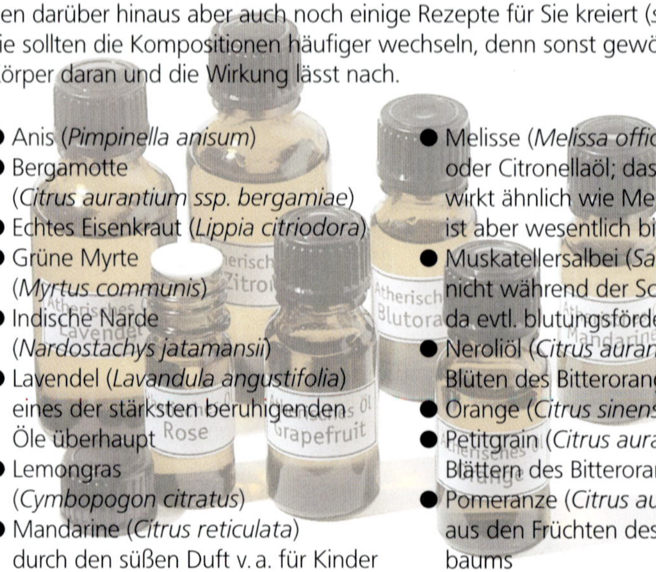

- Anis (*Pimpinella anisum*)
- Bergamotte (*Citrus aurantium ssp. bergamiae*)
- Echtes Eisenkraut (*Lippia citriodora*)
- Grüne Myrte (*Myrtus communis*)
- Indische Narde (*Nardostachys jatamansii*)
- Lavendel (*Lavandula angustifolia*) eines der stärksten beruhigenden Öle überhaupt
- Lemongras (*Cymbopogon citratus*)
- Mandarine (*Citrus reticulata*) durch den süßen Duft v. a. für Kinder geeignet
- Mandarinen-Petitgrain (*Citrus reticulata*) aus den Blättern des Mandarinenbaums
- May Chang (*Litsea cubeba*)
- Melisse (*Melissa officinalis*) oder Citronellaöl; das Citronellaöl wirkt ähnlich wie Melissenöl, ist aber wesentlich billiger
- Muskatellersalbei (*Salvia sclarea*) nicht während der Schwangerschaft, da evtl. blutungsfördernd!
- Neroliöl (*Citrus aurantium*) aus den Blüten des Bitterorangenbaums
- Orange (*Citrus sinensis*)
- Petitgrain (*Citrus aurantium*) aus den Blättern des Bitterorangenbaums
- Pomeranze (*Citrus aurantium*) aus den Früchten des Bitterorangenbaums
- Römische Kamille (*Anthemis nobilis*)
- Vanille (*Vanilla planifolia*) vor allem Kinder mögen den süßen Geruch
- Ylang Ylang (*Cananga odorata*)
- Zitrone (*Citrus limon*)

Entspannende Massage
Mit ätherischen Ölen können Sie die entspannende Wirkung einer Massage noch steigern. Dabei sollten diese in ein hautpflegendes Trägeröl, z. B. Mandel-, Haselnuss-, Avocado-, Jojoba- oder Weizenkeimöl, eingerührt werden. Auf 50 ml fettes Öl kommen 1,5 ml ätherisches Öl. Messen Sie das ätherische Öl am besten mit einer kleinen Pipette ab. Besonders aufnahmefähig ist die Haut an der Stirn, unter den Achseln, an Handflächen, an den Füßen sowie die Kopfhaut.
So ist z. B. eine Fußmassage mit der entsprechenden Ölmischung besonders wohltuend und entspannend. Für eine Ganzkörpermassage benötigt man etwa 25 ml Öl.

Entspannendes Massageöl

1 ml	Lavendelöl
0,25 ml	Grüne Myrte
0,25 ml	Ylang Ylang
50 ml	Mandelöl oder ein anderes hochwertiges Pflanzenöl

In dieser Mischung dominiert die beruhigende Wirkung des Lavendels. Grüne Myrte wirkt u.a. gegen Verspannungen, und Ylang Ylang wird in der Aromatherapie wegen seiner entspannenden Wirkung, z. B. bei Herzrasen und Nervosität, eingesetzt.
Die ätherischen Öle in das fette Öl hineinrühren. Bei einer Ganzkörpermassage reicht diese Menge etwa für zwei bis drei Anwendungen. Am sinnvollsten ist es, das Öl in einer getönten Flasche aufzubewahren, da es unter Lichteinfluss seine Wirkung schnell verlieren kann.

Kostbares Öl gegen Stress

0, 5 ml	Römische Kamille
0,5 ml	Neroliöl
0,5 ml	Mandarinen-Petitgrain
50 ml	Mandelöl oder ein anderes hochwertiges Pflanzenöl

Dieses Öl ist eine absolute Kostbarkeit und Sie sollten es sich für besondere Gelegenheiten reservieren. Die verwendeten Öle sind nämlich ziemlich teuer. 1 ml der Römischen Kamille kosten ca. 8,- DM, 1 ml des Neroliöls sogar um die 15,-DM. Die Römische Kamille wirkt auch schon in geringen Konzentrationen krampflösend, ausgleichend und beruhigend – sogar bei sehr starker Nervosität und Verspannung. Diese Wirkung unterstützt das Neroliöl, das in der Aromatherapie als Mittel gegen Angstzustände und nervöse Depressionen eingesetzt wird. Das Öl aus den Blättern des Mandarinenbaums hat eine stark stresslösende Wirkung.

Warm in den Schlaf

Warme Füße und warme Hände ist eines der besten Einschlafmittel, das unser Körper zu bieten hat. Sind Hände und Füße kalt, finden wir nur schwer in den Schlaf.

Während die Kerntemperatur zur Nacht hin absinkt, erhöht sich gleichzeitig die Temperatur in Händen und Füßen. Die Energie unseres Körpers wandert also vom Rumpf in die Extremitäten. Gerade bei alten Menschen funktioniert diese Steuerung oft nicht mehr so gut und deshalb leiden sie häufig unter Einschlafstörungen.

Auf dieser Grundlage können Sie Ihren Körper, auch wenn er noch nicht soweit ist, mit einfachen Mitteln sanft auf den Schlaf einstimmen. Basler Forscher haben herausgefunden, dass sich die Thermoregulation sowohl von innen als auch von außen steuern lässt. Suchen Sie sich die schönsten Anregungen heraus:

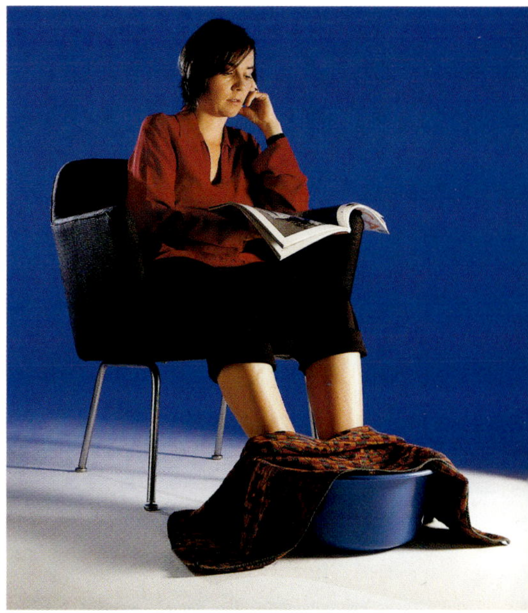

Abb. 11: Warme Füße helfen beim Einschlafen: Ein solches Fußbad mit Senf fördert die Durchblutung und wärmt wunderbar.

- Massieren Sie Ihre Füße, dadurch wärmen Sie gleichzeitig Füße und Hände.
- Wenn Sie abends zur Ruhe gekommen sind und es sich in Ihrem Lieblingssessel gemütlich gemacht haben, stecken Sie Ihre Füße in einen molligen Fußwärmer.
- Sorgen Sie für warme Füße im Bett, legen Sie evtl. zusätzlich eine extra Decke darüber, nehmen Sie eine Wärmflasche oder ein vorgewärmtes Kirschkernkissen mit hinein.
- Ziehen Sie abends kuschelige Socken an. Spezielle Schlafsocken sitzen lockerer an den Füßen und stören deshalb auch nicht in der Nacht.
- Schalten Sie abends die hellen Lichter aus, Dunkelheit regelt die Temperaturprozesse Ihres Körpers von innen heraus.
- Essen Sie abends eine Banane, ein Brot oder andere kohlenhydratreiche Speisen, denn diese fördern die körpereigene Wärmeregulation (*siehe auch Seite 30*).

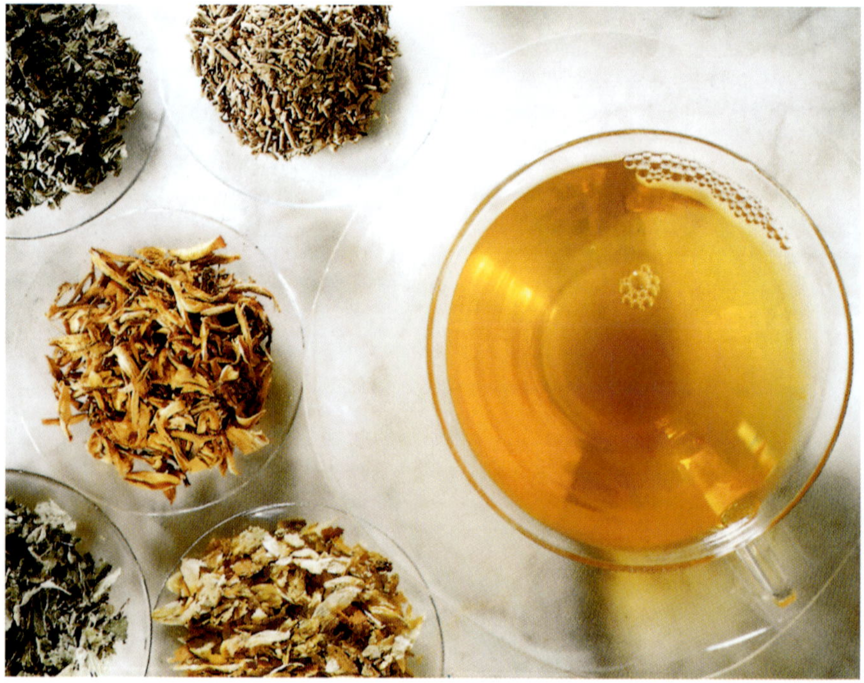

Abb. 12: Großmutters Kräutertee, eine gesunde Alternative zu „chemischen" Schlafmitteln. Genießen Sie eine Tasse am Abend.

Wärmendes Fußbad mit Senf

Füllen Sie eine Schüssel, in der beide Füße Platz haben, mit ca. 38 °C warmem Wasser. Geben Sie 100 g Senfmehl oder zerstoßene Senfkörner hinein. Stellen Sie Ihre Füße in die Schüssel und decken Sie diese dann mit einem großen Handtuch ab, damit das Wasser nicht so schnell abkühlt, und Sie nicht soviel des im Senf enthaltenen ätherischen Öls einatmen, denn das kann unter Umständen dann anregend wirken statt zu entspannen. Das Fußbad sollte etwa zehn Minuten dauern. Spülen Sie danach die Füße gut mit lauwarmem Wasser ab, cremen Sie sie ein und ziehen Sie Wollsocken an. Ein solches Fußbad fördert die Durchblutung und wärmt wunderbar. Es hilft im übrigen auch bei beginnender Erkältung oder Atemwegserkrankungen.

Sanfte Hilfe der Natur: beruhigende Kräuter

Eine Alternative zu den synthetischen Schlafmitteln aus der chemischen Retorte sind pflanzliche Heilmittel, so genannte Phytopharmaka. Sie werden seit Jahrhunderten zur Beruhigung und als sanfte Schlafhilfe eingesetzt; mittlerweile ist ihre Wirkung auch in zahlreichen wissenschaftlichen Untersuchungen belegt. Solche Heilpflanzen und ihre Wirkmechanismen sind deshalb im Deutschen Arzneibuch (DAB) beschrieben. Für viele Krankheitsbilder gibt es Standardzulassungen, nach denen Apotheker und Pharmaindustrie Kräutertees mischen.

Der große Vorteil solcher pflanzlichen Arzneimittel und Tees ist, dass sie – in der richtigen Dosierung – kaum Nebenwirkungen haben und auch nicht abhängig machen. Allerdings wirken pflanzliche Mittel nicht so schnell wie synthetische Schlaftabletten. Man muss sie längere Zeit einnehmen, bevor sie ihre beruhigende, angstlösende oder schlaffördernde Wirkung entfalten.

Nachfolgend stellen wir Ihnen einige Heilpflanzen vor, aus denen Sie sich entspannende und beruhigende Kräutertees selber herstellen oder in der Apotheke mischen lassen können. Diese Tees können Sie mehrmals am Tag trinken – vor allem aber am Abend vor dem zu Bett gehen. Vorsicht ist bei Fertigpräparaten angebracht, die pflanzliche Heilmittel in Kombination mit chemischen Substanzen enthalten. Hier sind die Heilkräuter oftmals nur ein „Lockstoff", um dem Präparat einen natürlichen Anstrich zu geben. Chemische und pflanzliche Arzneien wirken völlig unterschiedlich, deshalb macht es keinen Sinn, sie zu kombinieren. Ebenfalls problematisch sind unter Umständen pflanzliche Kombinationspräparate, die mehr als fünf Bestandteile enthalten. Hier besteht die Gefahr, dass die einzelnen Komponenten zu niedrig dosiert sind, um zu wirken.

Baldrianwurzel

Baldriantee hilft vor allem gegen innere Unruhe und nervös bedingte Einschlafstörungen. Er kann aber auch nervöse Magen- und Darmprobleme lindern. Leider hat die Baldrianwurzel einen entscheidenden Nachteil: Sie stinkt. Sie sollten sie deshalb in einer gut schließenden Dose aufbewahren, und das gilt unter Umständen auch für baldrianhaltigen Tee – je nach Empfindlichkeit Ihrer Nase. Wegen des unangenehmen Geruchs (und Geschmacks) ist es sinnvoll, Baldrianwurzel mit anderen Heilkräutern zu kombinieren. Hochdosierte Baldrianwurzelextrakt-Präparate haben ihre Wirksamkeit bewiesen und sind deshalb auch als vollwertige Arzneimittel im Handel erhältlich.

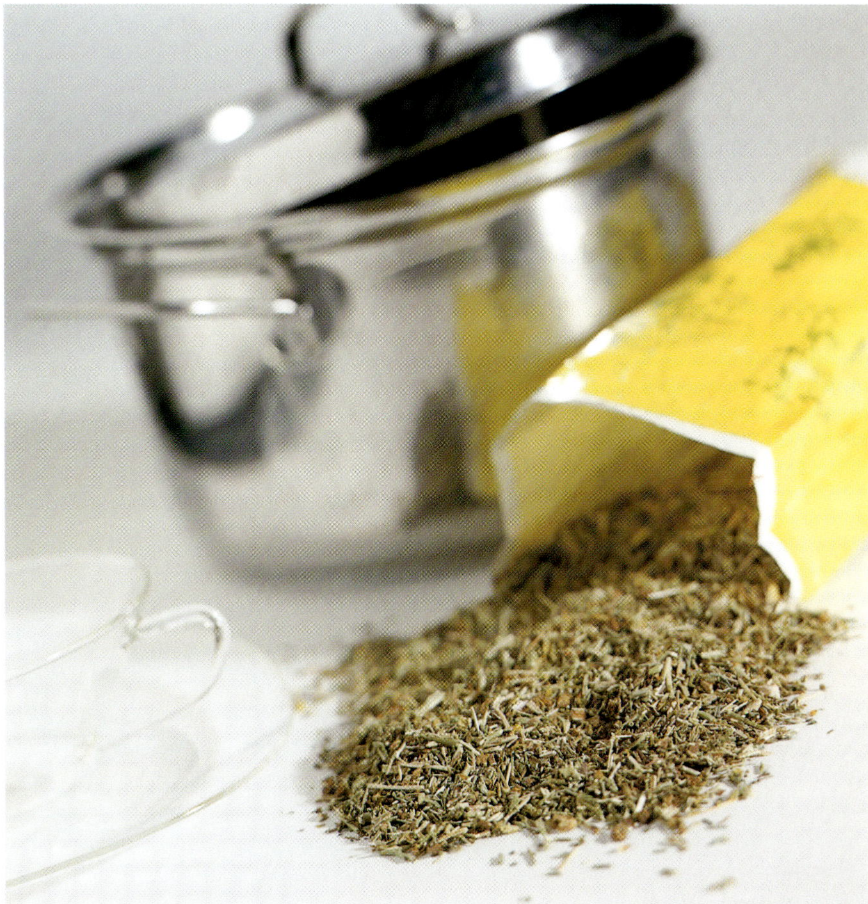

Abb. 13:
Johanniskraut kann helfen, wenn düstere Gedanken oder Grübeleien das Einschlafen erschweren.

Hopfen

Die vorwiegend verwendeten Hopfenzapfen (Hopfenblüten) enthalten als wesentliche Bestandteile Bitterstoffe, Gerbstoffe und relativ viel ätherische Öle. Interessant ist, dass durch den Abbau bestimmter Bitterstoffe im Hopfen ein Alkohol (Methylbutenol) entsteht, der stark beruhigende Wirkung hat. Wissenschaftliche Studien deuten darauf hin, dass dieser Alkohol der Hauptgrund für die beruhigende Wirkung der Hofenzapfen ist. Hopfen wird vor allem bei Unruhe, Angstzuständen und Schlafstörungen eingesetzt. Die Blüten entfalten ihre Wirkung übrigens nicht nur im Tee. Ein kleines mit Hopfen- und Lavendelblüten gefülltes Kissen kann ebenfalls beim Einschlafen helfen.

Lavendel

Die schönen violetten Blüten des Lavendels verströmen im Sommer einen typischen, sehr intensiven Duft. Deshalb sind sie ein klassischer Bestandteil beruhigender Badezusätze, Blütenpotpourris oder Kräuterkissen. Der aus den Blüten aufgegossene Tee wirkt bei Unruhezuständen und Einschlafstörungen, kann aber auch bei nervösem Reizmagen, Blähbauch und dadurch hervorgerufenen Herzbeschwerden helfen.

Melisse

Wegen ihres aromatischen Geruchs wird die Melisse auch Zitronenmelisse genannt. Verwendet werden die Blätter der Melisse. Die darin enthaltenen Wirkstoffe wirken beruhigend bei nervös bedingten Einschlafstörungen und bei funktionellen Magen-Darm-Beschwerden (Reizmagen). Ihre Wirkung ist aber nicht so stark wie beispielsweise die der Baldrianwurzel. Deshalb werden Melissenblätter meist in Kombination mit anderen beruhigenden Kräutern verwendet. Fürs Vollbad oder die Duftlampe kann man statt des sehr teuren echten Melissenöls auch das preiswertere Citronellaöl nehmen, das von der Wirkung her vergleichbar ist.

Passionsblume

Die Blüten der Passionsblume wirken leicht einschlaffördernd und werden laut Standardzulassung gegen nervöse Unruhezustände, leichte Einschlafstörungen und nervös bedingte Beschwerden im Magen und Darm eingesetzt. Ein Tee, der Passionsblumenkraut enthält, ist auch für Kinder gut geeignet.

Johanniskraut

Im Gegensatz zu den zuvor genannten Pflanzen hat Johanniskraut keine direkt einschlaffördernde und beruhigende Wirkung, sondern wirkt stattdessen stimmungsaufhellend, angstlösend und entspannend. In zahlreichen wissenschaftlichen Untersuchungen ist vor allem die antidepressive Wirkung von Johanniskraut und -extrakt belegt worden. Johanniskraut entfaltet seine Wirkung allerdings erst nach mehrwöchiger regelmäßiger Einnahme.

Bestandteile	Tee I	Tee II	Tee III	Tee IV	Tee V	Tee VI	Tee VII
Baldrianwurzel	40	30		30	30	40	25
Hopfenzapfen	30		40	30	20		25
Lavendelblüten		25	30				25
Melissenblätter	30	20	30	20		40	25
Passionsblumenkraut					20	10	
Pfefferminzblätter		25		20	30	10	

Kava-Kava und Johanniskraut fehlen in der Tabelle, da es sich dabei nicht in erster Linie um schlaffördernde Drogen handelt, sondern sie eher antidepressiv und angstlösend wirken. Deshalb hier ein gesondertes Rezept:

Hobbythek-Tee „Stilles Glück“ *(Für 1 Tasse)*

- ½ TL Johanniskraut
- ½ TL Kava-Kava
- ½ TL Pfefferminzblätter
- 150 ml Wasser

Überbrühen Sie die Teemischung mit dem kochenden Wasser und lassen Sie das Ganze dann etwa zehn Minuten ziehen.

Achtung: In höheren Dosierungen kann der Tee photosensibilisierend wirken, d. h. es macht die Haut unter Umständen lichtempfindlicher, und die Gefahr eines Sonnenbrands steigt. Außerdem steht Johanniskraut im Verdacht, die Wirkungen verschiedener Medikamente zu stören. Das hat das Bundesinstitut für Arzneimittel jetzt mitgeteilt. Unter Umständen könnten Verhütungsmittel, bestimmte Antidepressiva, Aids-Mittel und blutgerinnungshemmende Medikamente in ihrer Wirkung beeinträchtigt werden. Bis genauere wissenschaftliche Studien vorliegen, sollten Sie deshalb auf Johanniskrautpräparate verzichten, wenn Sie ein solches Medikament einnehmen, oder auf jeden Fall vorher mit Ihrem Arzt darüber sprechen.

Kava-Kava

Der Kava-Kava-Strauch, auch Rauschpfeffer genannt, wächst in Melanesien und Polynesien. Kava-Kava wirkt angstlösend, beruhigend, aber auch muskelentspannend und entkrampfend. Die Wirksamkeit von Kava-Kava ist in vielen wissenschaftlichen Studien belegt worden. Sie ist vergleichbar mit der von synthetischen Schlafmitteln und Neuroleptika. Für Kava-Kava gilt das Gleiche wie für Johanniskraut: Die Wirkung setzt erst nach 10-14tägiger regelmäßiger Anwendung ein. Die zerkleinerte Wurzel der Pflanze wird in Form von Dragees, seltener aber auch als Tee – zum Teil in Kombination mit anderen Heilpflanzen – angeboten. Empfohlen ist eine Tagesdosis von 60 – 120 mg der wirksamen Kavapyrone. Dieser Wirkstoffgehalt sollte auf der Verpackung angegeben sein.

Tees für den Abend

Aus den genannten Teedrogen können Sie sich nun je nach Geschmack einen eigenen Schlummertee anrühren.

Tee-Grundrezept

(Für 1 Tasse)

1-2 TL	getrocknete Droge
150 ml	kochendes Wasser

Gießen Sie das kochende Wasser über die Kräuter und lassen Sie den Tee fünf bis zehn Minuten ziehen. Danach abseihen.

Wollen Sie die Kräuter miteinander kombinieren und sich eine Teemischung herstellen, können Sie sich an der Tabelle (*Seite 26*) orientieren. Aus dieser wählen Sie drei oder vier der Substanzen aus und mischen Sie dann im angegebenen Verhältnis.
Beispiel: Wenn Sie sich eine Teemischung aus Baldrian (das hat die stärkste einschläfernde Wirkung, aber einen recht unangenehmen Geschmack), Melisse, Lavendel und Hopfen zusammenstellen wollen, dann nehmen Sie z. B. von jedem Kraut 25 g (siehe Tee VII). Das ergibt dann 100 g Tee. Davon übergießen Sie dann wie angegeben 1 – 2 geh. TL mit 150 ml kochendem Wasser und lassen das Ganze etwa fünf bis zehn Minuten ziehen. Wollen Sie die Kräutermischung für eine einzige Tasse anrühren, dann nehmen Sie von jedem Kraut jeweils einen knappen halben Teelöffel. Nach diesem Muster können Sie jetzt auch die anderen Kombinationen ausprobieren.

Von diesen Tees sollten Sie mehrmals am Tag eine Tasse trinken, vor allem aber am Abend – etwa eine bis eine halbe Stunde vor dem zu Bett gehen. Dann hat der Körper Zeit, die Wirkstoffe aufzunehmen und das Wasser wieder auszuscheiden, denn nächtlicher Harndrang führt ebenfalls zu Schlafstörungen.

Grüner Tee als Schlummertrunk

Zwar enthält grüner Tee anregendes Teein (das ist das Pendant zum Koffein im Kaffee) – sogar mehr als schwarzer Tee –, aber dennoch eignet er sich als beruhigender Schlummertrunk am Abend. Wie das? Wenn Sie den Tee lange genug ziehen lassen, nämlich etwa fünf Minuten, dann werden langsam Bitterstoffe freigesetzt, die das anregende Teein neutralisieren, es also unwirksam machen. Damit Ihnen der Tee trotzdem nicht bitter aufstößt, sollten Sie nur sehr wenig Teeblätter nehmen: Zwei gute Prisen (ca. 1,5 geh. TL) reichen für einen halben Liter Tee aus. Auch am Morgen können Sie grünen Tee trinken und damit Ihre Lebensgeister in Schwung bringen. Dann sollten Sie ihn allerdings nur zwei bis drei Minuten ziehen lassen, damit die Bitterstoffe, die das Teein neutralisieren, nicht frei gesetzt werden. Aber auch dann gilt: Teeblätter niedrig dosieren, so kommt das feine Aroma am besten zur Geltung.

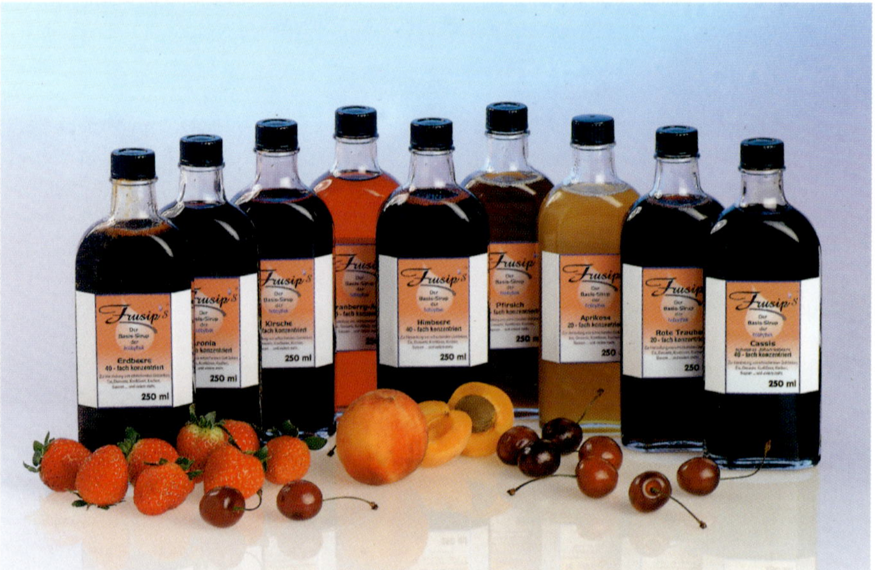

Abb. 14: Mit unseren Frusip's könnenSie Ihren Tee auf einfache Weise verfeinern.

So verfeinern Sie die Tees

Bei unseren Rezepten handelt es sich um medizinische Tees, bei denen in erster Linie die darin enthaltenen Wirkstoffe eine Rolle spielen und erst an zweiter Stelle der Geschmack steht. Trotzdem sind wir nicht der Meinung, dass alles, was gesund ist, unbedingt schlecht schmecken muss. Deshalb hier einige Tipps, wie Sie den Geschmack der Kräutertees verbessern und abrunden können:

- Geben Sie einen Schuss Apfel- oder Zitronensaft hinzu.
- Zum Verfeinern eignen sich auch die **Frusip's** der Hobbythek, z. B. Maracuja, Himbeere, Schwarze Johannisbeere oder Aronia. Probieren Sie aus, was Ihnen am besten mundet!
- Auch mit ätherischen Ölen können Sie Ihre Kräutertee-Mischung aromatisieren. Träufeln Sie einfach ein paar Tropfen des Öls auf die Teeblätter. Nach einigen Tagen hat der Tee das Aroma angenommen. Für 100 g Teemischung brauchen Sie etwa sechs bis acht Tropfen des entsprechenden Öls. Für unsere Tees eignen sich besonders gut Bergamotte-Öl (das gibt auch dem Earl Grey Tee seinen typischen Geschmack), Orangenblüte oder Zitrone. Wollen Sie die Kräuter für eine einzige Tasse aromatisieren, dann träufeln Sie einen Tropfen Öl auf die Blätter, lassen es einige Minuten einziehen und geben erst danach das Wasser zu.
- Wer es lieber süß mag, sollte zum Süßen Honig oder unser Lightsüß HT verwenden. **Lightsüß HT** ist eine Süßstoffmischung der Hobbythek. Sie besteht zu ca. 70 % aus Acesulfam und 30 % aus Aspartam. Diese beiden Süßstoffe ergänzen sich geschmacklich sehr gut. Eine Tablette Lightsüß entspricht der Süßkraft von etwa 1 TL Zucker.

Kaffee als Betthupferl?

Studien zeigen, dass der spätabendliche Kaffee den erholsamen Tiefschlafanteil verringert. Deshalb sollte Kaffee nur in Ausnahmefällen als Betthupferl genossen werden.
Doch eine Gruppe von Menschen profitiert jedoch sogar von der späten Dosis Koffein: Ältere Menschen, die unter Herzschwäche und infolgedessen unter Störungen der Hirndurchblutung leiden. Und häufig auch Hypotoniker, also Menschen mit sehr niedrigem Blutdruck. Sie können nach Kaffeegenuss am Abend besser einschlafen.

Schlafmittel: Nur in Ausnahmefällen sinnvoll

Schlafmittel sollten niemals zur Dauertherapie verwendet werden. Abgesehen davon, dass einige süchtig machen, gewöhnt man sich schnell an die abendliche Dosis. Sind sie erst mal zum Einschlafritual geworden, fällt es schwer, wieder ohne sie einzuschlafen. Wer unter Schlaf-Apnoe leidet, sollte mit Schlafmitteln übrigens generell besonders vorsichtig sein und seinen Arzt um Rat fragen.

Benzodiazepine

Schlafmittel aus der Gruppe der Benzodiazepine werden am häufigsten gegen Ein- und Durchschlafstörungen verordnet. Zu dieser Gruppe gehören z. B. die Wirkstoffe Diazepam, Oxazepam oder Chlordiazepoxid. Es handelt sich dabei um Tranquilizer, die beruhigend, angstlösend und entspannend wirken und auf diese Weise das rasche Ein- und Durchschlafen fördern. Viele Medikamente dieser Arzneimittelgruppe werden im Körper nur sehr langsam wieder abgebaut und wirken bis in den nächsten Tag hinein: Man hat Schwierigkeiten, sich zu konzentrieren, ist benommen und leidet unter Orientierungsstörungen oder Verwirrtheit.

Nach Erhebungen von Krankenkassen sind in der Bundesrepublik weit mehr als eine Million Menschen von Substanzen aus der Gruppe der Benzodiazepine abhängig. Dabei sind vor allem ältere Menschen gefährdet. Man spricht in diesen Fällen von einer Niedrig-Dosis-Abhängigkeit, denn die Patienten nehmen meist nur halbe oder gar geviertelte Tabletten ein, ohne die sie aber auf keinen Fall einschlafen können. Durch die Nachwirkungen der Pillen steigt zudem das Risiko beim Erwachen in der Nacht oder am Morgen zu stürzen. Deshalb sind sie vermutlich an einer Großzahl der schweren Oberschenkelhals-, Hüft- und Beckenbrüche Schuld, die bei alten Menschen häufig vorkommen. Auch zahlreiche angebliche Altersdemenzen werden auf diese Schlafmittel zurückgeführt. Wenn also die ansonsten rüstige Großmutter tagsüber durch die Gegend torkelt, Unterhaltungen nicht mehr folgen kann oder extrem vergesslich wird, ist vielleicht ein kritischer Blick in den Apothekenschrank angebracht.

Non-Benzodiazepine

Seit 1987 ist eine neue Generation Schlafmedikamente auf dem Markt – die so genannten Non-Benzodiazepine. Sie wirken ähnlich wie die klassischen Benzodiazepine, haben aber weniger Nebenwirkungen und werden wesentlich schneller im Blut abgebaut – am nächsten Morgen ist man dann schneller wieder fit. Solche modernen Schlafmittel enthalten als Wirkstoffe z. B. Zaleplon, Zolpidem und Zopiclon. Allerdings können auch diese Mittel süchtig machen, sie dürfen also ebenfalls nicht über einen langen Zeitraum eingenommen werden.

Antidepressiva

Zu den Antidepressiva gehören Wirkstoffe wie Aponal, Sinquan, Tolvin oder Tombran. Sie wirken eher stimmungsaufhellend und angstlösend und erleichtern auf diese Weise das Einschlafen. Die Wirkstoffe werden nur sehr langsam wieder abgebaut. Antidepressiva machen zwar nicht süchtig, haben aber einige schwerwiegende Nebenwirkungen, wie z. B. Herzrhythmusstörungen, veränderter Blutdruck, unwillkürliches Zittern und Schwitzen, Mundtrockenheit, Schwindel, Sehstörungen oder Probleme beim Wasserlassen.

Neuroleptika

Neuroleptika werden nicht primär gegen Schlafstörungen eingesetzt, sondern eigentlich bei psychischen Erkrankungen wie z. B. Psychosen oder Schizophrenie. Sie wirken beruhigend, dämpfend und antipsychotisch. Die schlafanregende Wirkung ist eher ein Nebeneffekt. Auch Neuroleptika können schwere Nebenwirkungen haben, z. B. das Parkinson-Syndrom.

Antihistaminika

Auch hier ist der schlaffördernde und beruhigende Effekt eher eine „Nebenwirkung“, denn Antihistaminika sind eigentlich Mittel gegen Allergien. Sie sorgen dafür, dass die Histamine, die allergische Reaktionen wie z. B. Juckreiz, Übelkeit usw. hervorrufen, nicht wirksam werden können. Die Histamine lösen aber nicht nur Juckreiz aus, sie können auch anregend wirken. Auch das verhindern die Antihistamine, d. h. sie machen müde – daher ihre Verwendung als Schlafmittel. Zwar machen solche in der Regel freiverkäuflichen Medikamente nicht süchtig, aber auch sie haben Nebenwirkungen wie Mundtrockenheit, Verstopfung und unter Umständen auch Verwirrtheit und Koordinationsstörungen.

Leckereien zum Einschlafen

Auch mit kulinarischen Tricks lässt sich der Schlaf locken. Dabei sollten Sie aber auf keinen Fall übertreiben, denn an dem Sprichwort „Morgens wie ein Kaiser essen, mittags wie ein König und abends wie ein Bettelmann" ist etwas dran: Mit vollem Magen schläft es sich nicht gut. Abends ist also eher ein leichtes Essen zu empfehlen.
Wichtig sind vor allem Kohlenhydrate, z. B. Banane, Nudeln, Haferflocken oder Vollkornprodukte, z. B. Brot. Diese steuern die Wärmeregulation unseres Körpers und stimmen uns so auf den Schlaf ein (*siehe Seite 24*).

Abb. 15: Eine Banane am Abend macht müde.

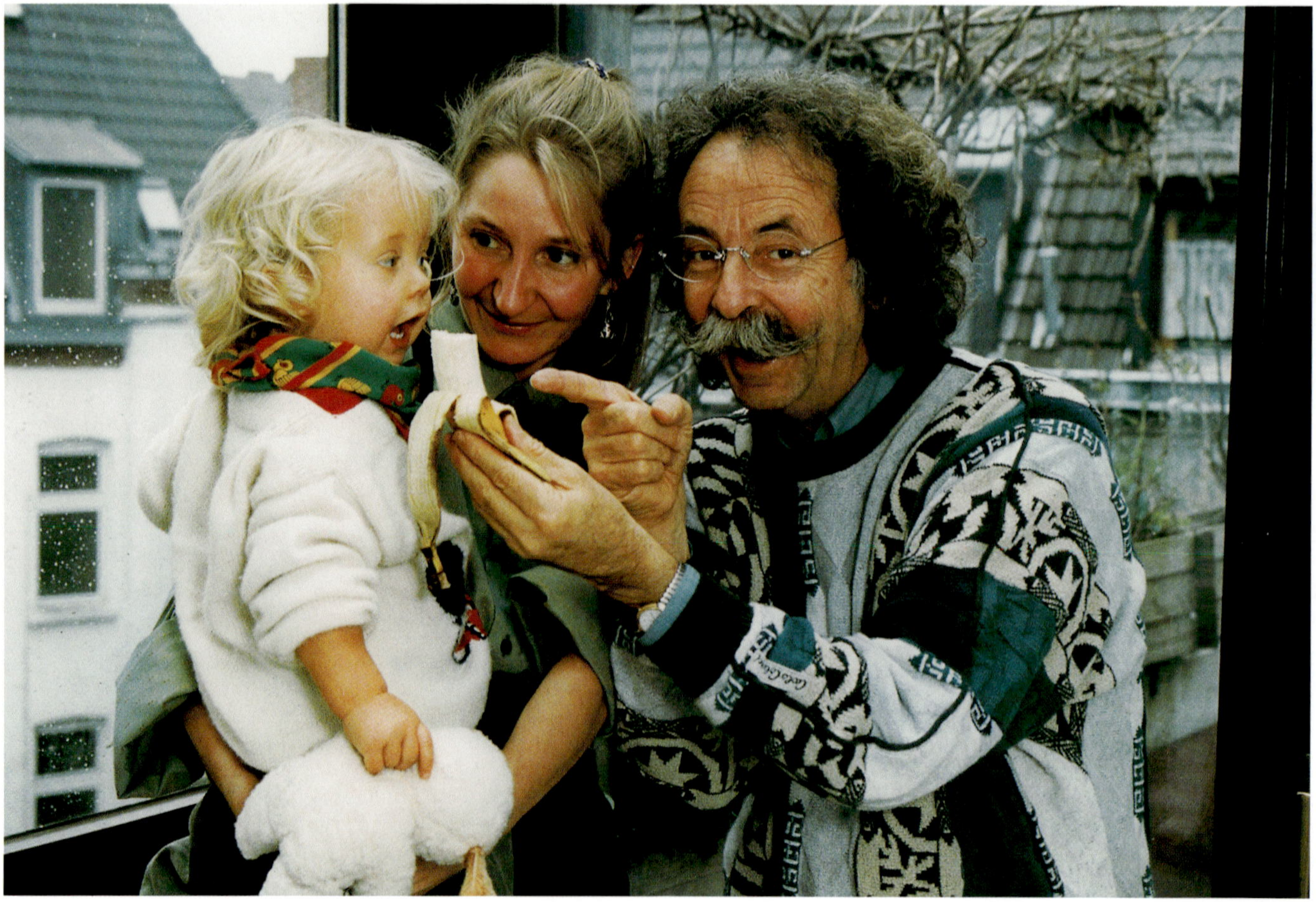

Gleichzeitig können Sie versuchen, die Produktion von Schlafhormonen anzukurbeln. Auch hierfür braucht der Körper Kohlenhydrate. Diese müssen Sie dann noch mit ein wenig Eiweiß kombinieren, z. B. aus Fisch, Käse oder Fleisch.
Auch das legendäre Betthupferl „Heiße Milch mit Honig" mag durch seine ausgeklügelte Mischung von Eiweiß und Süßem, also Kohlenhydraten, wirken. Als einschläfernder Snack am Abend sollen sich auch Käse mit Nüssen bewährt haben. Probieren Sie es aus.
Tipp: Nach dem Abendessen empfehlen wir Ihnen einen kleinen Spaziergang im Freien. Die Bewegung unterstützt die Verdauung und hilft den Schlafhormonen, in Gang zu kommen.
Falls Sie nächtliche Fahrten planen oder aus anderen Gründen nachts fit bleiben möchten, sollten Sie Kohlenhydrate meiden. Greifen Sie besser zu einer eiweißreichen Mahlzeit, z. B. einem mageren Steak.

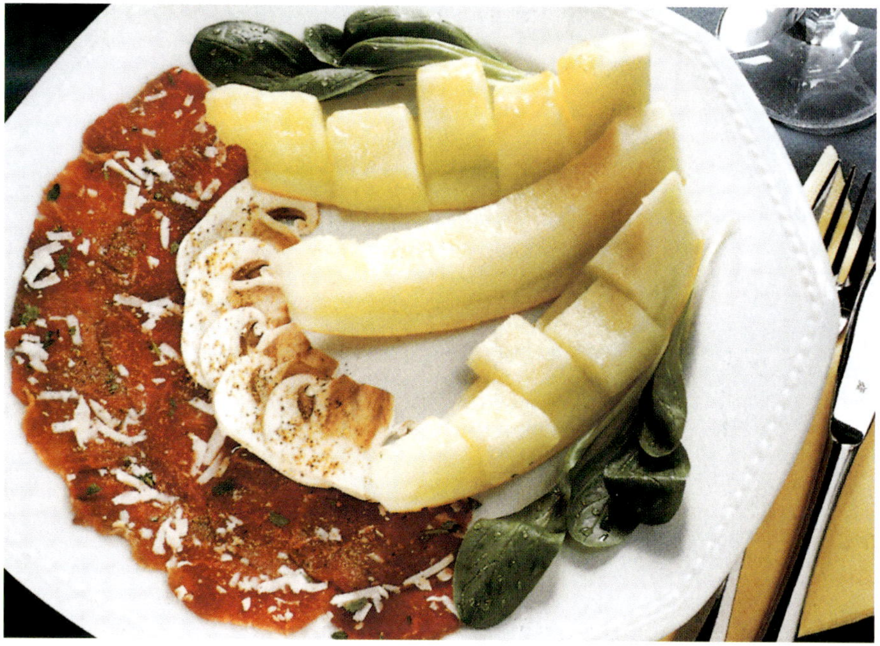

Abb. 16: Carpaccio mit Honigmelone.

Im Folgenden finden Sie einstweilen einige Anregungen für gesunde, leichte und hoffentlich auch bei Ihnen Schlaf fördernde Leckereien:

Sandmännchen-Shake
(Für 1 Glas)

½	Banane
120 ml	Milch
1 Pr.	Zimt

Banane klein schneiden, zusammen mit Milch und Zimt im Mixer oder mit dem Stabmixer pürieren.

Carpaccio mit Honigmelone
(Für 2 Personen)

100 g	Rinderfilet
5	mittelgroße Champignons
30 – 50 g	Feldsalat
2 EL	Olivenöl
6	dünne Scheiben Honigmelone
	Salz,
	Pfeffer aus der Mühle
1 EL	Zitronensaft
	einige Blättchen Basilikum

Rinderfilet für ca. eine Stunde in einer Frischhaltebox ins Gefrierfach legen, damit es sich besser schneiden lässt. Champignons putzen und in dünne Scheiben schneiden. Feldsalat putzen.
Zwei Teller zur Hälfte mit jeweils 1 EL Olivenöl bestreichen, die andere Hälfte mit drei Scheiben Honigmelone belegen. Fleisch in hauchdünne Scheiben schneiden, fächerförmig auf dem Olivenöl verteilen und mit dem Feldsalat garnieren. Champignons auf dem Fleisch verteilen, vorsichtig salzen und pfeffern. Zitronensaft über das Fleisch träufeln und mit Basilikum garnieren.

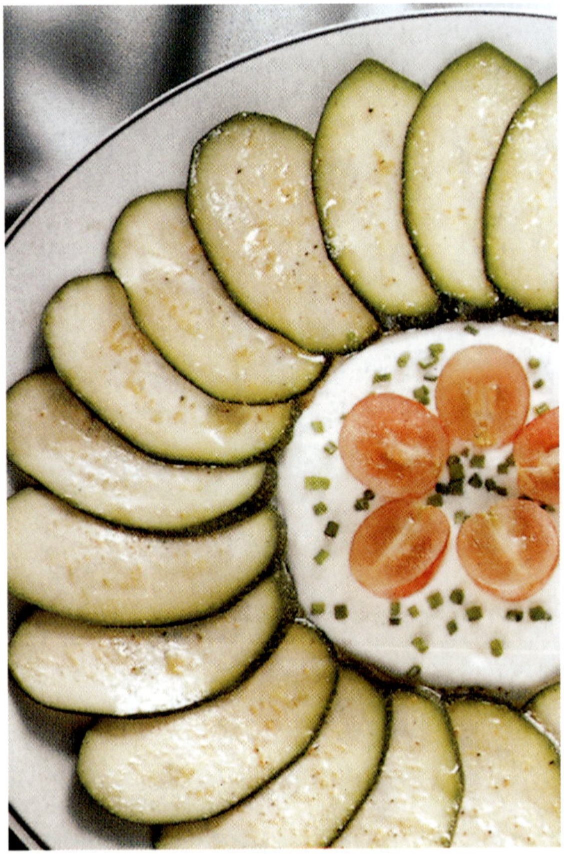

Abb. 17: Zucchini-Carpaccio mit Schafskäsecreme.

Zucchini-Carpaccio mit Schafskäsecreme *(Für 4 Personen)*

2	Zucchini
Saft von ½	Zitrone
	Jodsalz, schwarzer Pfeffer
1 EL	Olivenöl
60 g	Schafskäse
100 g	Sauerrahm
1 Bd.	Schnittlauch
100 g	Weintrauben

Die Zucchini waschen, trocknen und in dünne Scheiben schneiden. Mit dem Zitronensaft, Salz, Pfeffer und Olivenöl vermischen. Den Schafskäse mit einer Gabel fein zerdrücken und mit dem Sauerrahm verrühren. Den Schnittlauch fein schneiden und dazugeben.
Die Zucchinischeiben kreisförmig auf vier Teller verteilen, die Käsecreme mit halbierten und entkernten Weintrauben anrichten.

Goldene Einschlafregeln

- Entwickeln Sie einen regelmäßigen Schlafrhythmus.
- Gewöhnen Sie sich schöne Schlafrituale an.
- Richten Sie Ihr Schlafzimmer und Bett so ein, dass Sie sich wohlfühlen.
- Das Bett ist für schöne Dinge reserviert, auf keinen Fall fürs Probleme wälzen oder gar Streiten.
- Nutzen Sie die Kraft des Lichtes und der Dunkelheit. Genießen Sie den Sonnenuntergang. Schalten Sie danach sowenig Licht wie möglich ein.
- Ihre Füße müssen zum Einschlafen warm sein.
- Sorgen Sie für Ruhe.
- Schaffen Sie ein angenehmes Klima mit guter Luft im Schlafzimmer.
- Sport in den frühen Abendstunden macht unseren Kopf fürs Schlafen frei. Drei Stunden vor der Nachtruhe sollte allerdings Schluss sein, damit unser Körper zur Ruhe kommen kann.
- Essen Sie am Abend nur leicht.
- Trinken Sie in den letzten Stunden vor dem Schlafengehen nur wenig Alkohol, denn er stört den erholsamen Tiefschlaf.
- Rauchen im Schlafzimmer sollte tabu sein.
- Koffein stört den Tiefschlaf, meiden Sie daher ab dem späten Nachmittag Kaffee, Cola und schwarzen Tee. Auch zuviel Schokolade und Kakao können aufputschen.

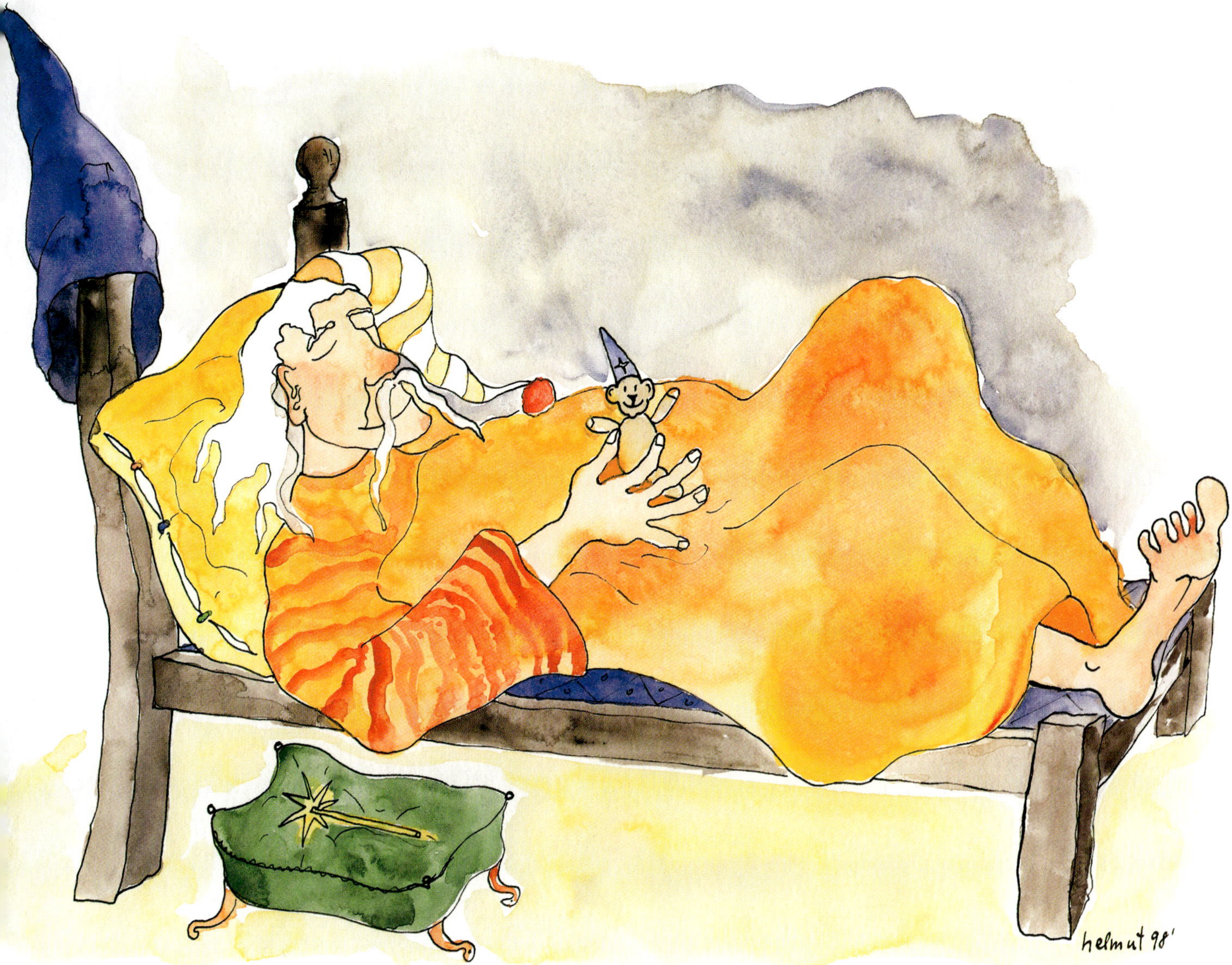
helmut 98'

Schlaf, Kindlein, schlaf

„Schlafe, mein Prinzchen, schlaf' ein!
Es ruh'n Schäfchen und Vögelein
Garten und Wiese verstummt
Auch nicht ein Bienchen mehr summt.
Luna mit silbernem Schein
Gucket zum Fenster herein
Schlafe beim silbernen Schein
Schlaf, mein Prinzchen, schlaf ein,
Schlaf ein, schlaf ein!"

Ein friedlich schlummerndes Baby – für die meisten Eltern ist das der schönste Anblick überhaupt. Leider sieht die Wirklichkeit oft anders aus: Die lieben Kleinen machen die Nacht zum Tag, kommen abends nicht zur Ruhe und sind dafür bereits in der Morgendämmerung wieder aktiv. Es dauert eben seine Zeit, bis sich der Nachwuchs an den Wechsel von Tag und Nacht gewöhnt hat – ob er sich dann auch daran hält, ist eine ganz andere Sache. Wir haben einige Tipps gesammelt, die Ihrem Kind das Ein- und Durchschlafen erleichtern können.

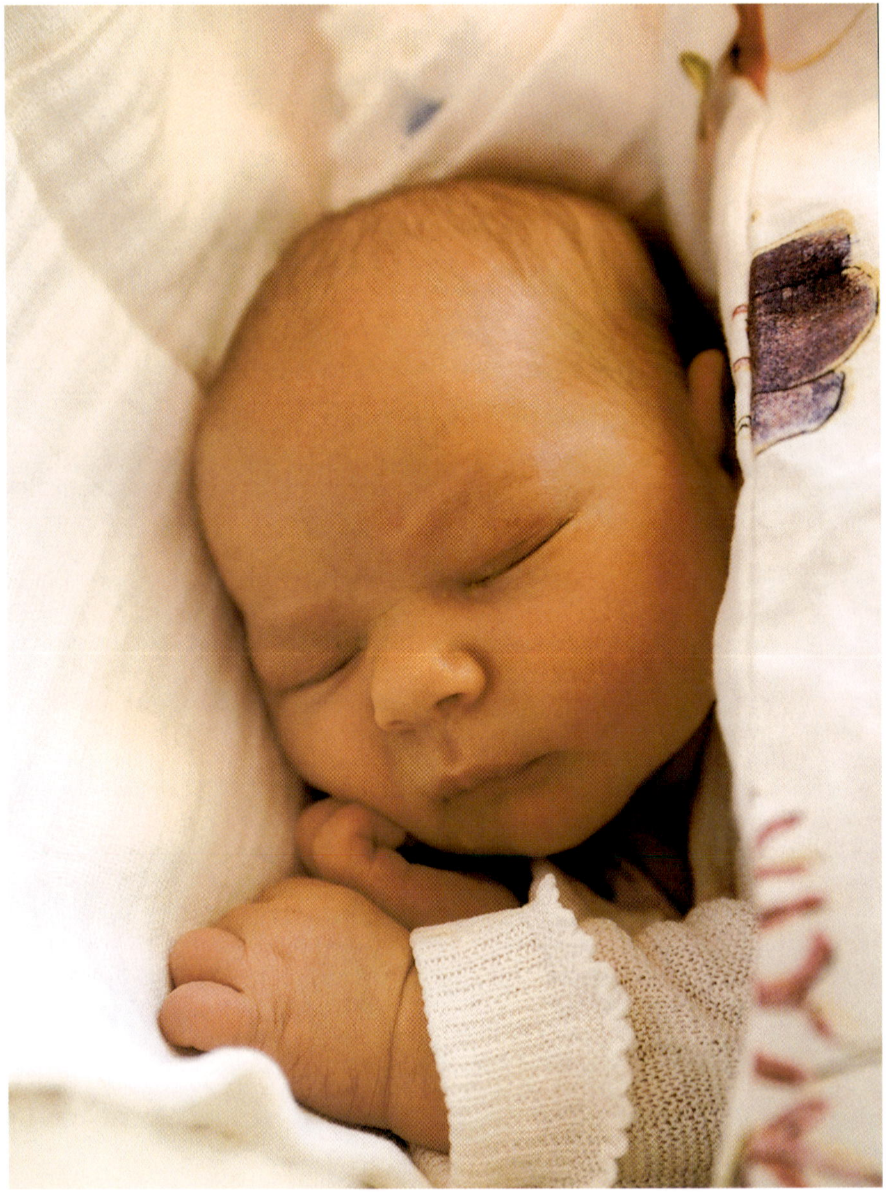

Abb. 18: Psst, das Baby schläft! Für Eltern der schönste Anblick überhaupt.

Das Bettchen

Ein Kinderbett braucht das Baby eigentlich erst mit etwa einem halben Jahr. Für die ersten Monate reicht auch ein tragbarer Weidekorb oder ein Stubenwagen mit einer festen Matratze, den man in jedes Zimmer mitnehmen kann, sodass man das Baby ständig im Auge hat. In den ersten Wochen, in denen der Säugling ohnehin jede Nacht drei- bis viermal wach wird und gefüttert werden möchte, ist es für alle Beteiligten entspannender, wenn er am oder im Bett der Mutter schläft. Gerade beim ersten Kind plagt viele Eltern die Angst, die Hungerschreie des Säuglings nachts zu verschlafen. Und das hindert manch eine ohnehin schon übernächtigte Mutter dann noch zusätzlich am erholsamen Schlaf. Mit sechs bis acht Monaten, wenn die nächtlichen Fütterungen seltener geworden sind und das Kind bereits mehrere Stunden durchschläft, kann man es beruhigt ins Kinderzimmer „umsiedeln".

Geborgen zwischen Himmel und Nestchen

Eine Bettumrandung – ein so genanntes Nestchen – und ein Betthimmel sorgen im Babybett für Geborgenheit und schützen außerdem vor Zugluft. Betthimmel und Nestchen sollten waschbar sein und mindestens dem Öko-Tex-Standard 100, aber besser noch den strengeren Kriterien des Öko-Control Zeichens oder des TOXPROOF-Siegels (*siehe Seite 47*) entsprechen, also weitgehend frei von Schadstoffen sein.

Kein Kissen fürs Baby

Babys brauchen noch kein Kissen – im Gegenteil, ein flauschiges Kissen kann sogar für ganz kleine Kinder, die den Kopf noch nicht drehen können, sehr gefährlich sein, weil es das Atmen behindert. Ein Moltontuch oder eine andere flache Auflage zum Schutz der Matratze reicht völlig aus. Für etwas ältere Kinder empfiehlt sich ein kleines flaches Kissen. Ist das Kissen zu prall gefüllt, entfernen Sie etwas Füllmaterial, sonst liegt das Kind unbequem und der Nacken knickt beim Schlafen ab. Als Füllung für Kinderkissen eignen sich die auf *Seite 48* beschriebenen Materialien. Da viele Kinder nachts am Kopf stark schwitzen, sollten Sie ein Material wählen, das viel Feuchtigkeit aufnehmen kann, z. B. Baum- oder Schurwolle. Auch Hirsekissen sind für Kinder gut geeignet, Dinkelspelz ist dagegen eher zu grob. Daunenkissen sind zu warm, zumal der Kopf darin tief einsinkt.

Gut schlafen auf Schafen

Die Matratze im Babybett sollte fest, aber nicht bretthart sein. Empfehlenswert sind Matratzen aus Naturmaterialien (Latex, Kokos) oder hochwertigem Schaumstoff. Besonders gut schlafen viele Kinder auf einem Lammfell, das auf die Matratze gelegt wird – vor allem wenn dieses bereits einige Wochen vor der Geburt in Mutters Bett gelegen und deren Geruch angenommen hat. Ein solches Fell hat den Vorteil, dass man es ohne großen Aufwand zu Großeltern, Babysittern oder in den Urlaub mitnehmen kann. Die Babys schlafen dann auf der bekannten Unterlage wesentlich besser ein.

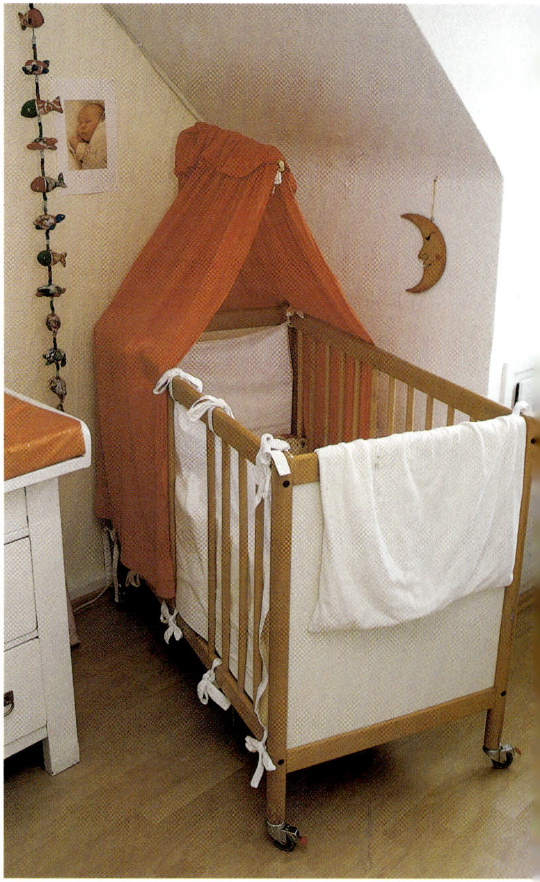

Abb. 19: Hier schläft das Baby wie im siebten Himmel: Kinderbett mit Himmel und Nestchen.

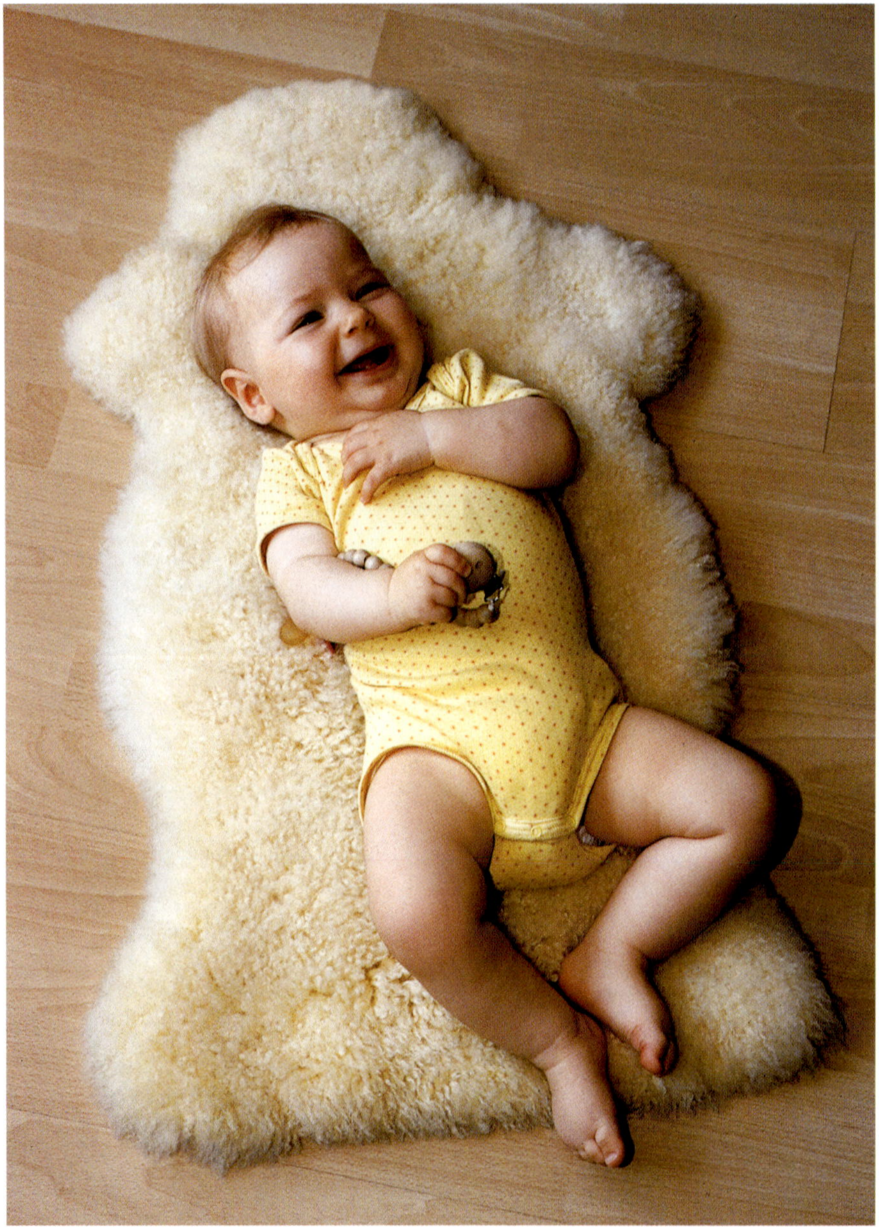

Solche Felle gibt es mittlerweile in vielen Geschäften für Babyausstattung, aber vor allem in ökologisch orientierten Einrichtungshäusern und im Versandhandel. Zu empfehlen sind pflanzengegerbte oder medizinische Felle, denn diese sind waschbar.
Zu häufig sollte man sie dieser Prozedur jedoch nicht unterwerfen, da das Leder mit der Zeit hart und brüchig wird. Ausgiebiges Sonnenbaden, regelmäßiges Ausbürsten und allmorgendliches Ausschütteln reichen zur Pflege aus.
Der Kopf des Kindes sollte allerdings aus hygienischen Gründen nicht direkt auf dem Fell, sondern auf einer waschbaren Unterlage liegen. Dadurch wird bei ganz kleinen Kindern, die ihren Kopf noch nicht drehen können, zudem verhindert, dass sie bis zu den Ohren im Fell versinken und unter Umständen überhitzen.
Auf diese Gefahr weist die „Gesellschaft zur Erforschung des Plötzlichen Kindstods“ hin. Babys sollten nicht mit einer dicken Decke oder einem Federbett zugedeckt werden, vor allem dann nicht, wenn sie auf einem solchen Fell schlafen. Body, Schlafanzug und Baumwollschlafsack reichen in einem ca. 18 °C warmen Zimmer völlig aus.
Babyfelle kosten um die 100 DM und können später als Spieldecke oder wärmende Auflage für den Autokindersitz verwendet werden. Vorsicht bei Billigfellen, sie verlieren oft Haare!

Abb. 20: Praktisch sind Lammfelle, die auch mit in die Ferien genommen werden können.

Der Abend beginnt

Damit Kinder gut einschlafen können, ist es wichtig, dass sie den Tag langsam und in Ruhe ausklingen lassen können und vor dem zu Bett gehen die Möglichkeit haben, sich Ängste und Probleme von der Seele zu reden – beispielsweise beim gemeinsamen Abendessen mit der Familie. Sorgen Sie deshalb dafür, dass dieses in einer ruhigen Atmosphäre stattfindet und nicht „zwischen Tür und Angel".

Streicheleinheiten

Die meisten Kinder mögen es, gestreichelt oder massiert zu werden. Solche abendlichen Streicheleinheiten beruhigen auch nervöse und besonders „aufgedrehte" Kinder. Machen Sie es sich mit dem Kind gemütlich – z. B. im großen Elternbett – und verdunkeln Sie das Licht. Sorgen Sie dafür, dass Ihre Hände angenehm warm sind. Verreiben Sie einige Tropfen Massageöl (*siehe Seite 23*) zwischen den Handflächen und streichen Sie Ihrem Kind dann leicht damit über den Rücken. Nehmen Sie dazu immer beide Hände, d. h. während die eine Hand den Rücken entlang streicht, liegt die andere ruhig auf der Taille oder am Nacken des Kindes. Beginnen Sie am Nacken und streichen Sie dann mit leicht kreisenden Bewegungen über die Schulter und den Arm hinunter. Streichen Sie anschließend an der Wirbelsäule entlang und an den Körperseiten. Wichtig ist, dass Sie die Bewegungen ruhig und nicht zu fest ausführen. Sie werden nach kurzer Zeit feststellen, was Ihrem Kind am besten gefällt.

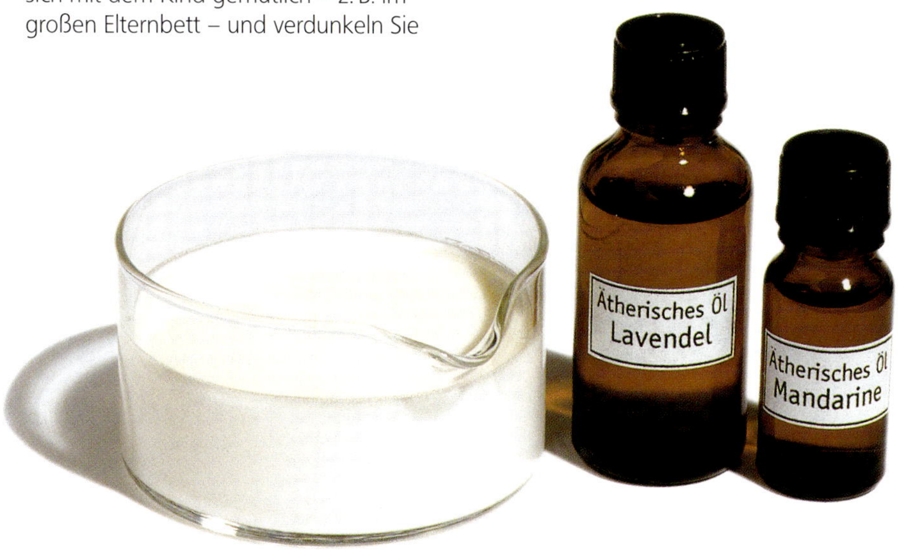

Entspannungsübungen

Auch die Entspannungsübungen, die wir auf *Seite 17* beschrieben haben, eignen sich für Kinder. Das Kind kann sich dazu aufs Bett oder eine Decke legen. Fordern Sie es auf, tief ein und aus zu atmen. („Wir atmen jetzt ein und atmen jetzt aus und atmen jetzt ein und atmen jetzt aus"). Geben Sie diese Kommandos ganz regelmäßig, dem Atemrhythmus folgend. Nach einer Weile kommen die einzelnen Körperteile an die Reihe. Bei kleineren Kindern können Sie dies mit einer Geschichte verbinden, z. B. beim Einatmen: „Jetzt gehen die Füße zu Bett", beim Ausatmen: „Gute Nacht Füße." Nach einer Weile: „Jetzt gehen die Waden ins Bett." „Gute Nacht Waden." usw. Ihr Kind soll die Aufmerksamkeit dabei immer auf das angesprochene Körperteil richten. Diese Übung eignet sich für Kindern ab etwa drei Jahren.

Kinderbad

3 Tr.	Mandarinenöl
2 Tr.	Lavendelöl
2 EL	Sahne oder 2 Tr. LV 41

Öle und Sahne oder LV 41 miteinander vermischen und in das Badewasser geben. Diese Mischung riecht angenehm süß nach Mandarine und ist für Kinder gut verträglich.

Abb. 21: Beruhigendes Kinderbad.

Beruhigendes Massageöl für Kinder

50 ml	Sesam- oder Mandelöl
0,5 ml	Lavendelöl
0,5 ml	Vanilleöl

In dieser Mischung ist der Anteil der ätherischen Öle geringer als in den Ölen für Erwachsene, da die Kinderhaut besonders empfindlich ist. Beruhigend wirkt in dieser Mischung das Lavendelöl. Das im Vanilleöl enthaltene Vanilin hat ebenfalls eine entspannende Wirkung. Wir haben das Vanilleöl aber in erster Linie wegen seines Geruchs verwendet, den Kinder besonders gerne mögen. Geben Sie einige Tropfen des Öls zwischen Ihre (warmen!) Hände und reiben Sie damit Ihr Kind sanft ein (*siehe Seite 37*).

Schlafkiller Fernsehen

Kinder im Schulalter sitzen heute durchschnittlich 124 Minuten am Tag vor der Glotze. Eine amerikanische Untersuchung der Brown University School of Medicine auf Rhode Island weist auf den Zusammenhang zwischen täglichem Fernsehkonsum und Schlafstörungen bei Kindern hin. Kinder und Jugendliche, die mehr als zwei Stunden am Tag fern sahen, wachten der Studie zufolge nachts häufiger auf als Gleichaltrige mit einem geringeren TV-Konsum. Besonders schädlich sei das regelmäßige abendliche Fernsehen kurz vor dem Einschlafen – womit natürlich nicht das Sandmännchen gemeint ist, sondern aufregende und spannende Sendungen, die Kinder im Schulalter bevorzugen. Um das zu unterbinden, sollten Kinderzimmer auf jeden Fall zur Fernseher freien Zone erklärt werden.
Allerdings sieht die Realität heute anders aus: Ein Drittel aller 9 bis 13-jährigen hat mittlerweile einen eigenen Fernseher im Zimmer, und das ist genau die Gruppe, in der Schlafstörungen und Albträume sowie die daraus resultierenden Konzentrations- und Leistungsstörungen besonders häufig auftreten. Ein bis zwei Stunden vor dem zu Bett gehen sollten Fernseher und Computer deshalb für Kinder tabu sein.

Das Sandmännchen ist da!

Fernsehen kann aber auch seine guten Seiten habe: Für Kinder im Kindergartenalter kann der zehnminütige Besuch des Sandmännchens auf dem Fernsehschirm zu einem beruhigenden, weil immer wiederkehrenden Abendritual werden. Meine Tochter beispielsweise glaubt so fest an die einschläfernde Wirkung des Sandmännchen-Sandes, dass sie sofort nach Ende des Zeichentrickfilms zum Fernseher stürzt und mit dem Daumen auf dem Ausschaltknopf exakt den Moment abpasst, in dem der Sandmann in den Sack greift, um eine Hand voll Schlafsand herauszuholen. Bevor er ihr diesen entgegenschleudern kann, schaltet sie aus, um kein Körnchen davon in die Augen zu bekommen. Geholfen hat das übrigens noch nie!

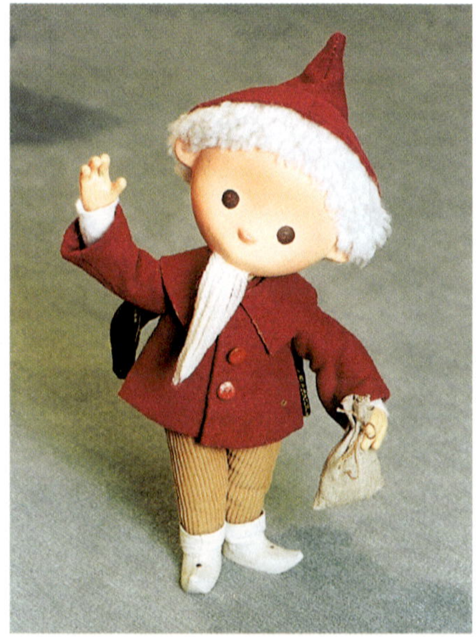

Abb. 22: Das Sandmännchen ist da.

Einschlafen leicht gemacht

Bis ein Kind abends ohne Probleme ein- und dann die ganze Nacht durchschläft, können Monate, ja sogar Jahre, vergehen. Manche Kinder schlafen schon mit einem halben Jahr von abends 8 Uhr bis morgens 7 Uhr durch, andere tun sich wesentlich schwerer mit der Nachtruhe. Wie bei Erwachsenen gibt es eben auch bei Kindern unterschiedliche Schlaftypen. Die Angaben in der Tabelle (*siehe Seite 39*) können deshalb auch nur Anhaltspunkte für das durchschnittliche Schlafbedürfnis von Kindern sein.

Die durchschnittlichen Schlafzeiten von Kindern in verschiedenen Altersstufen (nach Ferber).

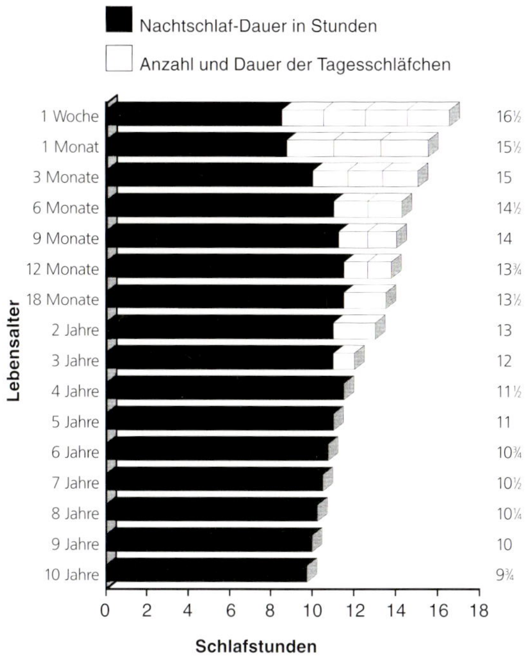

In den ersten 1½ Lebensjahren wird der Nachtschlaf immer länger, die Zahl der Tagesschläfchen nimmt ab.

Tabelle 1: So viel Schlaf braucht Ihr Kind! (nach Ferber).

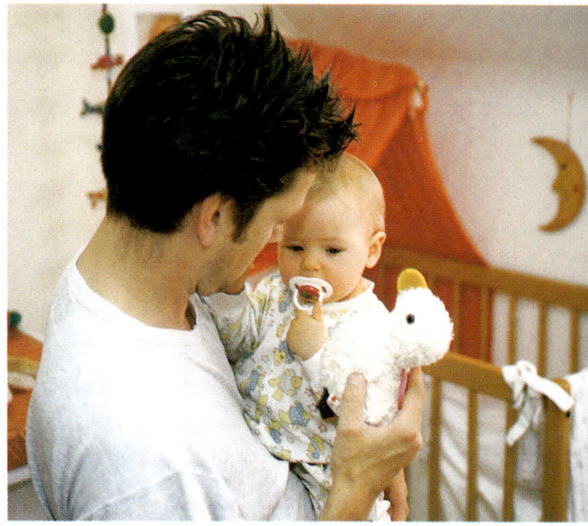

Abb. 23: Das Abendritual erleichtert kleinen Kindern das Einschlafen – und macht Spaß!

Feste Schlafzeiten

Etwa mit einem halben Jahr kann ein Baby Tag und Nacht voneinander unterscheiden und beginnt langsam, feste Schlafzeiten zu entwickeln. Sie können ihm dabei helfen, indem Sie es mittags und abends immer zur gleichen Zeit hinlegen. Das erleichtert dem Baby, seine innere Uhr „einzustellen".

Einschlafrituale

Einschlafrituale, wie z. B. ein Schlaflied, ein kleines Fingerspiel oder ein „Tänzchen", erleichtern das Ins-Bett-bringen. Hat sich das Baby einmal daran gewöhnt, wird es dieses Ritual immer wieder einfordern. Kinder lieben das Bekannte, Regelmäßige und immer Wiederkehrende. Das kann dazu führen, dass Sie Monate lang jeden Abend das selbe Buch vorlesen oder das selbe Lied singen müssen.

Im Bett einschlafen

Wichtig ist, dass das Baby lernt, in seinem Bett selber einzuschlafen. Jedes Kind hat in der Nacht Phasen, in denen es wach wird und auch selbst wieder in den Schlaf finden muss. Problematisch kann das werden, wenn das Baby gewöhnt ist, regelmäßig in den Schlaf geschaukelt oder getragen zu werden bzw. ausschließlich an der Mutterbrust einzuschlafen.
Beim Wachwerden in der Nacht wird es unter Umständen genau diese Einschlafbedingungen einfordern. Natürlich sollte man bei solchen Regeln immer auch Ausnahmen einräumen. Ein Kind, das zahnt, krank ist oder gerade einen Entwicklungsschub durchmacht, schläft schlechter und braucht auch nachts Zuwendung.

Alle schlafen schon

Kleinere Kinder, die abends „hibbelig" im Bett herumturnen, lassen sich oft beruhigen und auf die Nacht einstimmen, wenn man ihnen erzählt, wer schon alles eingeschlafen ist, und das möglichst mit einschläfernder monotoner Stimme: „Die Oma schläft schon, und der Opa schläft schon, und der Bello schläft schon . . ." Diese Aufzählung kann sämtliche Freunde, Verwandte, Haus- und Stofftiere mit einbeziehen.

Nächtliche Mahlzeiten

Ältere Babys, die nachts regelmäßig wach werden und nicht von selbst wieder einschlafen, sollten nicht automatisch mit einer Milchflasche oder der Mutterbrust beruhigt werden. An die nächtliche Verpflegung gewöhnt sich das Kind nämlich recht schnell – mit dem Ergebnis, dass die Windel mitten in der Nacht prall gefüllt ist, was dann wiederum den Schlaf stört. Außerdem erschwert das dem Kind, einen Tag-Nacht-Rhythmus zu entwickeln, denn dazu gehört ja auch, dass die Verdauung nachts auf „Sparflamme" umschaltet. Lieber etwas Wasser oder dünnen Tee, z. B. Fencheltee, anbieten. Babys sind etwa mit acht bis neun Monaten soweit, dass sie nach einer abendlichen Flasche die Nacht ohne weitere Zwischenmahlzeiten überstehen. Bei kleineren Kindern, die noch gestillt werden, sind die nächtlichen Mahlzeiten dagegen völlig normal.

Plötzlicher Kindstod

Etwa zwei von 1000 Säuglingen sterben überraschend in der Nacht, ohne vorher erkennbar krank gewesen zu sein. Die Ursachen für diesen Plötzlichen Kindstod sind noch immer nicht völlig geklärt, auch wenn verschiedene Faktoren, die das Risiko erhöhen, mittlerweile bekannt sind. Statistiken zeigen, dass das Rauchen in der Schwangerschaft und die Bauchlage des Kindes die Hauptrisikofaktoren sind. Mittlerweile gibt es Hinweise darauf, dass durch den extrem zur Seite gedrehten Kopf die Blutzufuhr zum Gehirn gestört werden kann, was vor allem bei Kindern mit Durchblutungsstörungen im Hirnstamm gefährlich ist. Als beste Schlafposition empfehlen Ärzte die Seitenlage – ein zusammengerolltes Handtuch oder eine Kissenrolle im Rücken kann das Kind dabei stützen. Ein weiterer Risikofaktor ist die Überhitzung des Babys beim Schlafen, z. B. wenn der Kopf unter die Bettdecke rutscht. Säuglinge sollten deshalb besser in einem Schlafsack nächtigen. **Achtung:** Diesen nicht zu groß kaufen, damit das Kind nachts mit dem Kopf nicht hineinrutscht!
Babys, die gestillt werden, und Kinder aus Nichtraucherfamilien sind seltener betroffen. Informationsmaterial erhalten Sie beim Kinderarzt.

Interessante Links zum Thema:

www.kidnet.de
Neben allgemeinen Informationen zum Thema Kinder, Erziehung, Ferien, Gesundheit usw. kann man sich zu bestimmten Themenbereichen in Elternforen „einklinken". Außerdem kann man sich per E-Mail Rat von Experten (Kinderärzten, Hebammen, Psychologen etc.) holen.

www.kinder.de
Auch unter dieser Adresse können sich Eltern mit Gleichgesinnten zu vielen Themen rund ums Kind austauschen. Sehr umfangreich sind hier beispielsweise die Anfragen und Antworten zu Einschlafstörungen, abendlichen Schreiattacken usw.

www.acronet.net./robokopp/Volksong.html
Wem zum abendlichen Schlummerlied partout der Text nicht mehr einfällt, der kann hier nachlesen. Von populären Schlagern bis hin zu uralten, in Vergessenheit geratenen Wiegenliedern findet man so ziemlich alles.
Suchen kann man entweder nach bestimmten Liedkategorien (z. B. Schlaflied) oder nach Textanfängen. Und wer eine Soundcard besitzt, kann sich sogar die Melodie anhören.

Das richtige Bett: ein Himmelreich

Von Daunen und Erbsen

Nicht jeder ist so empfindlich wie die junge Dame, die eines Abends völlig durchnässt an die Tür eines einsamen Waldschlosses klopft. Verfroren und übermüdet, ist sie froh, als man ihr ein frisch bezogenes Gästebett anbietet. Doch Schlaf findet sie keinen. Obwohl sie die Nacht inmitten eines Haufens flauschiger Kissen und weicher Decken verbringt, beschwert sie sich am nächsten Morgen verärgert bei ihren Gastgebern, sie sei grün und blau gelegen, im Bett müsse sich ein riesiger harter Fremdkörper befinden, der ihrem Rücken und Hinterteil argen Schaden zugefügt habe. Die Gastgeber übersehen geflissentlich die Unhöflichkeit der jungen Dame, die sich nicht etwa für die kostenlose Unterkunft bedankt, sondern schlecht gelaunt und nörgelnd am Frühstückstisch sitzt. Mehr noch: Die Familie bricht in lauten Jubel aus und vermählt den nächtlichen Gast sogleich mit dem Sohn des Hauses.

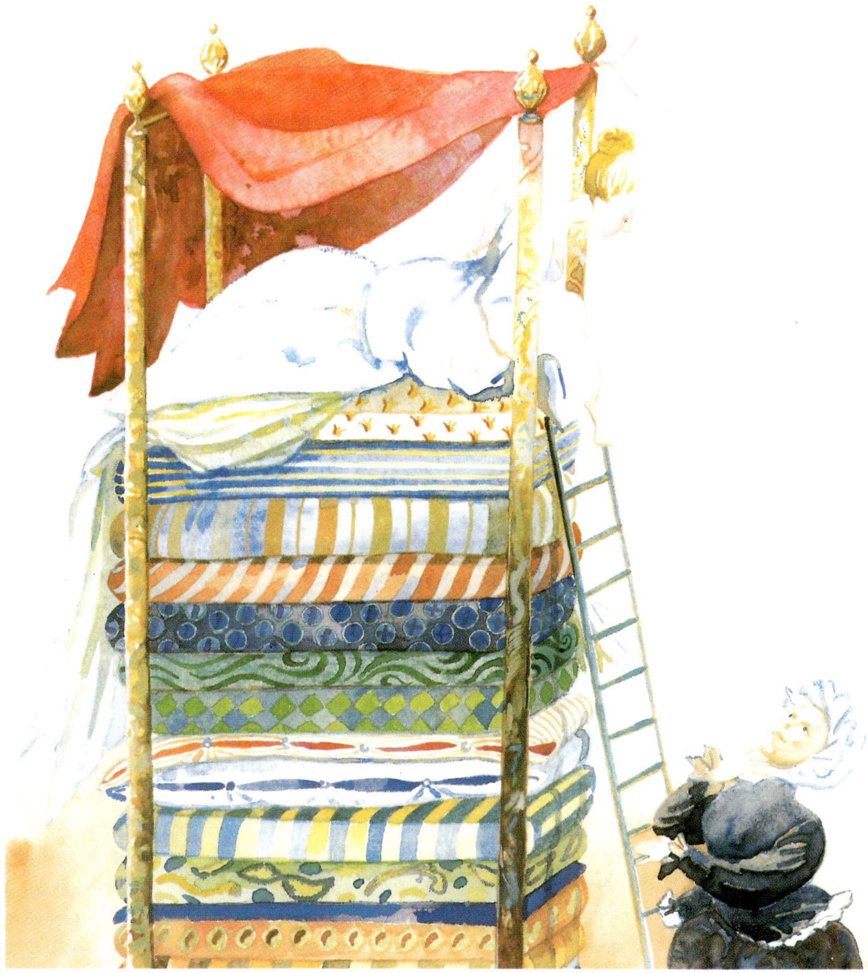

Abb. 24: Durch zwanzig Matratzen und zwanzig Federbetten spürte die Prinzessin aus Andersens Märchen eine kleine Erbse.

Denn: Im Bett hatte unter Matratzen und Kissen versteckt nichts als eine kleine Erbse gelegen. Und wer so empfindlich ist, dass er diese durch all die pludrigen Daunen hindurch spürt, kann nur eine leibhaftige Prinzessin sein.

Das Gestell: lieber zu groß als zu klein

Wenn wir uns in unserem Bett nicht wohl fühlen oder morgens mit müden Beinen und schmerzendem Rücken aus den Federn steigen, dann hat dies meist andere Ursachen als eine Erbse: das falsche Bett, eine zu harte oder weiche Matratze oder unpassendes Bettzeug können Schuld sein. Wer ein Bett, eine Matratze oder einen Lattenrost kauft, sollte sich deshalb Zeit lassen und vor allem ausgiebig probeliegen.

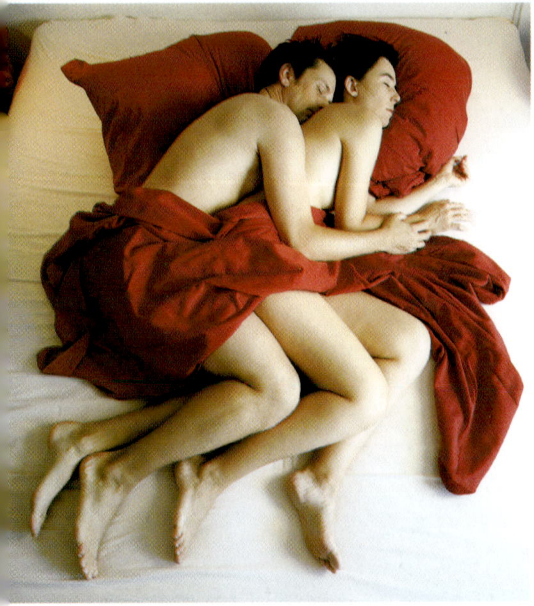

Abb. 25: Wer so engumschlungen schläft, kommt im Bett mit wenig Raum aus. Alle anderen Paare brauchen mindestens eine Breite von 1,40 m.

Wie breit soll das Bett sein?

Eine klare Regel dafür gibt es nicht, denn der eine schläft sehr ruhig und bewegt sich kaum, der andere schlägt im Traum regelmäßig um sich und „wandert" von der einen zur anderen Bettseite. Und natürlich hängt der Platzbedarf auch davon ab, ob man alleine, zu zweit oder zeitweise sogar mit der gesamten Familie das Bett teilt. Einige grundsätzliche Dinge sollte man jedoch beachten:

- Ein Einzelbett für einen Erwachsenen sollte immer mindestens 1 m breit sein, damit es genügend Bewegungsfreiraum bietet, und 20 – 30 cm länger als der ausgestreckte Körper. D. h. ein 2 m langes Bett reicht für Menschen bis etwa 1,80 m aus. Für größere Zeitgenossen wird es leider teuer, denn 2,10 m lange Bettgestelle und Matratzen gelten bereits als Sondergröße und kosten entsprechend mehr. Hier sollten Sie unbedingt die Angebote verschiedener Hersteller vergleichen.
- Wer gemeinsam schläft, braucht mindestens ein französisches Bett von 1,40 m Breite – es sei denn, er verbringt die Nacht ausschließlich in „Löffelchen"-Stellung. „Altgediente" Paare mit etwas mehr Abstand beim Schlafen sollten schon mindestens 1,60 m fürs Doppelbett einplanen.
- Wenn sich während der Nacht das ein oder andere Kind ins Schlafzimmer der Eltern verirrt, sollte man lieber gleich ein breiteres Bett anschaffen. Das schont die Nerven und trägt zum nächtlichen Frieden bei.
- Matratzenlager auf dem Boden mögen für viele Jugendliche der Gipfel der Gemütlichkeit sein, für ältere Menschen empfiehlt sich dagegen ein höheres Bett (ca. 45 cm). Das schont die Bandscheiben vor allem beim Bettenmachen und erleichtert das Aufstehen. Außerdem liegt das Bett in dieser Höhe über der „Staubgrenze", d. h. der vom Boden aufgewirbelte Dreck lässt sich nicht im Bett nieder.

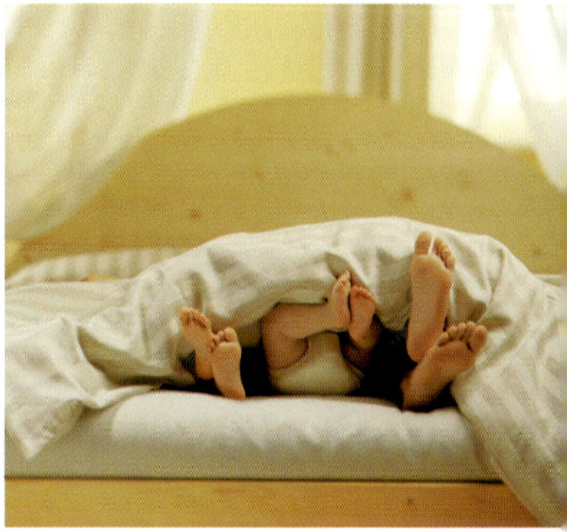

Abb. 26: Wer Kinder hat, braucht ein besonders breites Bett, damit es in der Nacht nicht zu eng wird.

- Hängematten taugen höchstens etwas für die mittägliche Siesta oder eine kleine Ruhepause im Schatten. Als dauerhafter Bettersatz eignen sie sich nicht, weil die Wirbelsäule dann durchhängt und die Bewegungsfreiheit eingeschränkt ist.

Gemeinsam oder getrennt?

Ein französisches Bett mit einer einzigen großen Matratze empfiehlt sich, wenn überhaupt, nur für Partner, die in etwa gleich schwer sind. Ansonsten sollten Sie besser ein Doppelbett mit zwei Matratzen oder gleich zwei getrennte Betten kaufen. Damit kann jeder den Härtegrad der Matratze nach den eigenen Bedürfnissen wählen und wird nicht durch Bewegungen des Partners gestört. Betten ab einer Breite von 1,40 m sollten auf jeden Fall eine zusätzliche Stabilisierung und am besten zusätzliche Stützen in der Mitte haben, denn sonst hängt der Lattenrost irgendwann durch.

Der Lattenrost

Ein guter Lattenrost kann den Liegekomfort einer einfachen Matratze wesentlich erhöhen. Wenn Sie noch auf einem alten Sprungfederrahmen oder etwas ähnlichem nächtigen, sollten Sie diesen über kurz oder lang ausmustern. Solche antiquierten Rahmen leiern aus und bieten dann der Matratze und damit der Wirbelsäule nicht mehr genügend Halt.
Heute sind drei Arten von Lattenrosten gebräuchlich:

- Der starre Lattenrost, bei dem die Querlatten fest mit einem Rahmen verbunden sind.
- Der flexible Lattenrost – hier sind die Leisten entweder nebeneinander auf einem Stoffgurt befestigt oder stecken bei etwas besseren Modellen in elastischen „Schuhen" aus Kautschuk bzw. Kunststoff, die auf einem Trägerrahmen befestigt sind. Dadurch können sich die einzelnen Leisten frei bewegen und sich der Körperform anpassen.
- Rahmen, die man im Kopf-/Schulter- und im Fußbereich nach oben und unten verstellen kann. Das ist z. B. für Menschen mit Durchblutungsstörungen in den Beinen angenehm.

Als Faustregel kann gelten: Weiche Matratze – starrer Lattenrost; harte Matratze – flexibler Lattenrost. Federkernmatratzen eignen sich für starre und flexible Roste; bei verstellbaren Rahmen könnte es dagegen Probleme geben. Prüfen Sie deshalb, ob die Matratze bei hoch gestelltem Kopf- oder Fußteil nicht abknickt oder ihre Elastizität verliert. Am einfachsten ist es natürlich, wenn Sie Matratze und Lattenrost im Geschäft gleich zusammen ausprobieren können. Ist das nicht der Fall, sollten Sie den Lattenrost wenn möglich einige Tage zu Hause mit der eigenen Matratze testen. Gute Fachhändler lassen sich darauf oft ein.

Die richtige Matratze

Wann hat sie ausgedient?

Auch wenn sie noch so bequem ist – alle zehn Jahre sollten Sie sich eine neue Matratze kaufen. Das ist zum einen aus hygienischer Sicht angeraten – schließlich „versickern" ja pro Nacht bis zu einem Liter Körperflüssigkeit in der Unterlage, und selbst wenn die am Tag wieder austrocknet, bleiben Salze, Hautschuppen und die davon lebenden Kleinstorganismen zurück. Der zweite Grund: Auf neuen Matratzen schläft man offenbar besser als auf alten. Das haben kürzlich Forscher der Universitäten Tübingen, Köln und Ulm herausgefunden: In einem Hotel wurden verschiedene Betten mit alten, andere mit unterschiedlichen neuen Matratzen ausgestattet. Am nächsten Morgen mussten die Gäste ihre Schlafqualität in Fragebögen bewerten. Es stellte sich heraus: Diejenigen, die auf den neuen Matratzen genächtigt hatten, hatten besser geschlafen als diejenigen, die sich mit einer alten Matratze begnügen mussten. Bei den neuen Matratzen stellte man außerdem fest, dass die Gäste umso besser geschlafen hatten, je hochwertiger ihre Matratze gewesen war.

Was macht eine gute Matratze aus?

Eine gute Matratze muss vor allem eines: Sie muss gewährleisten, dass man entspannt darauf schlafen kann. Und das ist

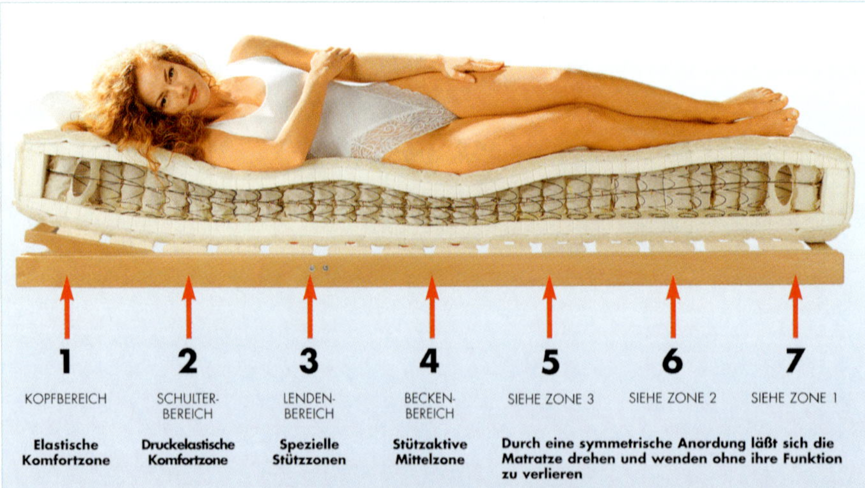

Abb. 27: So liegen Sie richtig: Schulter und Hüfte müssen leicht in die Matratze einsinken, damit die Wirbelsäule nicht abgeknickt wird. Eine zu harte oder zu weiche Matratze führt zu Verspannungen und Rückenschmerzen.

nur der Fall, wenn die Wirbelsäule ausreichend gestützt wird und Schultern und Hüfte leicht einsinken (*siehe Abbildung oben*). Die Matratze darf also weder zu weich sein, denn dann hängt der Rücken durch und der Tag beginnt mit Kreuzschmerzen; sie darf aber auch nicht zu hart sein, dann werden die Schultern und Gelenke gedrückt, der Nacken verspannt, die Hüftgelenke werden strapaziert.

Besonders problematisch ist dies für jemanden, der ohnehin schon Probleme mit dem Rücken oder den Gelenken hat. Für ihn kann es sinnvoll sein, eine Matratze mit unterschiedlichen Härtezonen zu kaufen. Solche Matratzen sind im Schulter- und Hüftbereich noch etwas weicher gepolstert und bieten dadurch einen besonderen Liegekomfort *(siehe Abbildung oben)*. Menschen, die im Alltag viel stehen müssen oder zu Durchblutungsstörungen in den Beinen neigen, sollten darauf achten, dass sich die Matratze für einen flexiblen Lattenrost eignet, damit Sie das Fußteil bei Bedarf höher stellen können. Das entlastet die Füße und Venen.

Aber auch für Gesunde ist die Wahl der richtigen Matratze wichtig: Wer in der Nacht unbequem liegt, schläft schlechter, denn er wälzt sich häufiger herum und wird öfter wach. Eine gute Matratze sollte punktelastisch sein, d. h. nur an der Stelle nachgeben, wo sie auch belastet wird. Taschenfederkernmatratzen, aber auch gute Latex-, Schaumstoff- und die meisten Naturmatratzen gewährleisten das. Bei billigen Federkernmatratzen ist dies oft nicht der Fall, hier hängt die Matratze unter Belastung manchmal „weiträumig" durch. Doch auch wer viel Geld ausgibt, hat deshalb nicht unbedingt die Garantie, entspannt zu liegen. Teure Rosshaar- oder Strohmatratzen neigen beispielsweise zur Kuhlenbildung, die man nur mit enormem Aufwand, regelmäßigem kräftezehrenden Drehen, Aufschütteln und Durchwalken wieder beseitigen kann. Also: Lassen Sie nicht nur Ihren Geldbeutel, sondern vor allem Ihren Rücken beim Matratzenkauf entscheiden und nehmen Sie sich fürs Probeliegen und Auswählen Zeit. Allerdings fällt es vielen in der Atmosphäre eines Matratzengeschäftes schwer, die Frage zu entscheiden, auf welcher Matratze man denn nun tatsächlich am bequemsten liegt.

Abhilfe kann unter Umständen eine Computerdiagnose bieten. Dabei messen zahlreiche Drucksensoren, die in einer entsprechenden Testmatratze angebracht sind, wie stark bzw. tief die unterschiedlichen Körperregionen in die Matratze einsinken. Aus diesem Auflagendruck errechnet der Computer Ihr individuelles Liegeprofil. Der Nachteil der Methode: Solche Messungen bieten Matratzenhersteller für ihre Produkte an, d. h. die Werte sind in der Regel nicht auf die Matratzen anderer Hersteller übertragbar. In guten Fachgeschäften kann man Ihnen sagen, wer solche Computer-

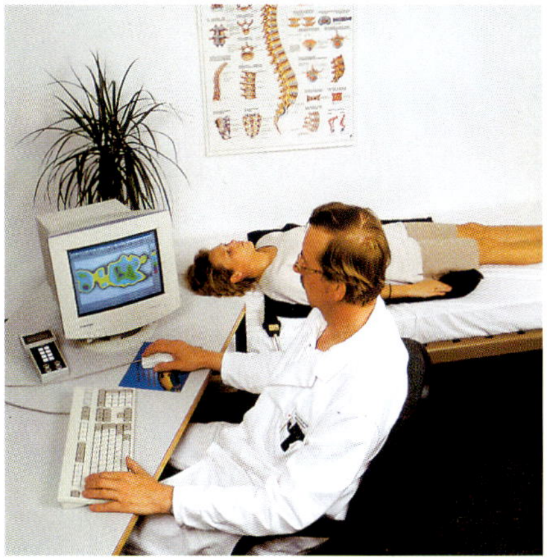

Abb. 28: Bei einer Computerdiagnose errechnet der Computer ihr individuelles Liegeprofil.

diagnosen anbietet. Übrigens: Eine gute weiche Matratze ist nicht schneller durchgelegen als eine harte.

Wie warm soll das Bett sein?
Wer es nachts im Bett gerne besonders warm hat, ist mit einer Naturmatratze mit Schurwollpolsterung oder einer Taschenfederkernmatratze gut beraten. Die wärmen nämlich besonders gut. Nächtliche „Hitzköpfe" sollten sich dagegen besser für eine Naturmatratze mit Baumwoll- oder Leinenauflage oder eine Latexmatratze entscheiden. Latexmatratzen nehmen allerdings nicht so gut Feuchtigkeit auf. Das gilt ebenfalls für Matratzen aus Schaumstoff, auch wenn diese durch aufwendigere Verarbeitung heutzutage längst nicht mehr so „schweißtreibend" wie ältere Produkte sind. Geht es darum, ein zu warmes Bett etwas kühler oder ein zu kaltes Bett etwas kuscheliger zu machen, können gepolsterte Unterbetten helfen, die es in unterschiedlicher Ausführung gibt: Baumwolle, Leinen oder Wildseide wirken angenehm kühl; Schurwolle, Kamel- oder Rosshaar wärmen hervorragend. Alle Materialien können sehr viel Feuchtigkeit speichern und gewährleisten deshalb ein angenehmes Bettklima.

Welche Matratzentypen gibt es?

Federkernmatratzen
Federkernmatratzen sind hierzulande die am häufigsten verkauften Matratzen. Die beste Federung findet man in den Taschenfederkernmatratzen, denn hier sind die einzelnen Metallspiralen in kleine Säckchen eingenäht. In herkömmlichen, meist preiswerteren Federkernmatratzen sind die Spiralen dagegen entweder in einer endlosen Reihe miteinander verflochten (Endlosfederkern), oder die Federn sind einzeln nebeneinander gesetzt (Taillenfederkern). Dabei entscheidet die Anzahl der Federn über die Qualität der Matratze. Je mehr Federn, umso besser die Matratze.

Latexmatratzen
Matratzen aus Naturlatex werden aus der Milch des Kautschukbaumes hergestellt, der z. B. in Indonesien, Sri Lanka oder Thailand wächst. Synthetiklatex wird im Gegensatz zum Naturprodukt sehr energieaufwendig aus Erdöl gewonnen, ist also genau genommen ein Kunststoff. Daher ist es auch für Latexallergiker ge-

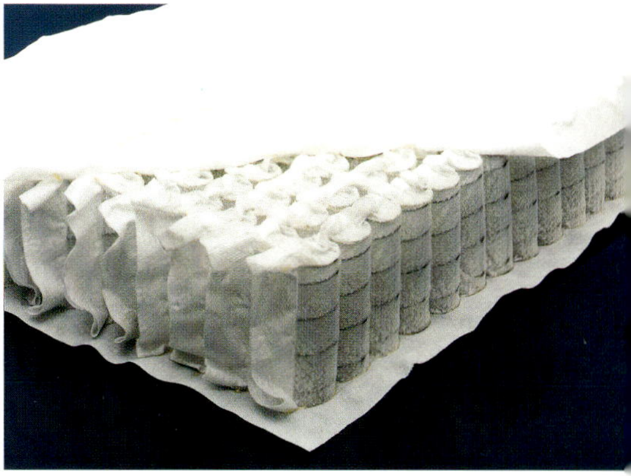

Abb. 29: Bei Taschenfederkernmatratzen sind die einzelnen Metallspiralen in kleine Säckchen eingenäht.

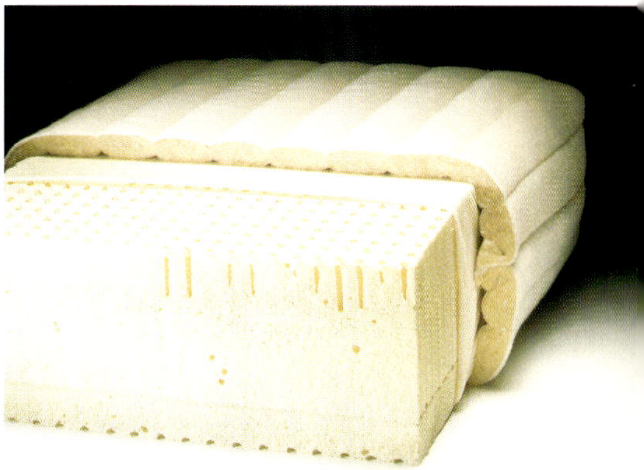

Abb. 30: Matratze mit Naturlatexkern und einem abnehmbaren Bezug aus Baumwolle.

eignet. Vom Stiftlatex spricht man, wenn der Latexkern von kleinen Luftkanälen durchzogen ist. Beim Kavernenlatex sind größere Hohlräume integriert.

Nähen statt kleben!

Bei einer Latexmatratze sollten Sie darauf achten, dass die um den Kern herumliegende Polsterschicht nicht großflächig mit dem Innenleben verklebt, sondern festgesteppt ist. Eine große Klebefläche behindert nämlich den Luftaustausch und die Feuchtigkeitsaufnahme, außerdem können unter Umständen schädliche Lösemittel ausgasen. Verklebte Matratzen lassen sich zudem nur sehr schwer recyceln.

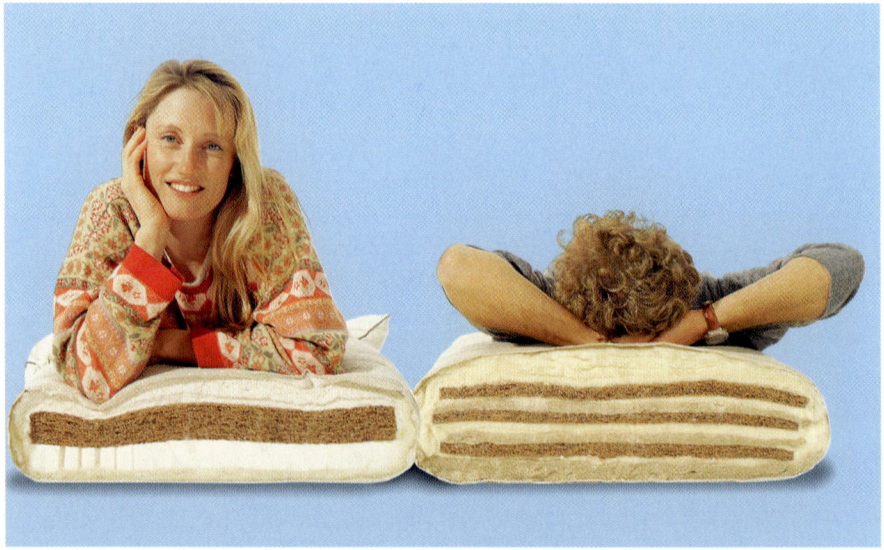

Abb. 31: Nicht alle Naturmatratzen sind für Allergiker geeignet. Gehen Sie auf Nummer sicher und lassen Sie sich eine Probe der verwendeten Materialien geben.

Schaumstoffmatratzen

Gute Matratzen aus aufgeschäumtem Polyurethan können, was den Liegekomfort betrifft, durchaus mit Federkern-, Latex- oder Naturmatratzen konkurrieren. Sie bestehen nicht wie Billigprodukte aus einem einzigen Schaumgummi-Block, sondern sind wie die Latexmatratzen von zahlreichen Hohlräumen oder Luftkanälen durchzogen. Das verbessert die Feuchtigkeitsaufnahme und die Belüftung. Die Qualität einer Schaumstoffmatratze erkennt man z. B. an ihrem Raumgewicht. Gute Schaumstoffmatratzen wiegen pro m^3 um die 40 – 50 kg. Das Raumgewicht sollte auf der Matratze angegeben sein (z. B. RG 40 = 40 kg/m^3).

Naturmatratzen

Für eine Naturmatratze werden meist mehrere natürliche Materialien in Lagen übereinander geschichtet. Am häufigsten werden Vliese aus Baumwolle, Schafwolle oder Leinen verwendet. Für Festigkeit sorgt meist ein Kern aus Latex oder Kokosfasern, die zum Teil mit flüssigem Latex besprüht werden, um ihnen eine gewisse Elastizität zu verleihen. Der Vorteil solcher Naturmatratzen ist, dass sie sehr gut Feuchtigkeit aufnehmen und dadurch ein sehr angenehmes Bettklima erzeugen. Allergiker sollten sich auf jeden Fall eine Probe der verwendeten Materialien geben lassen, um zu vermeiden, dass Ihnen im Bett plötzlich die Augen tränen.

Naturmatratzen kosten etwa so viel wie gute Taschenfederkern- oder Latexmatratzen, d. h. für eine 80 x 200 cm große Naturmatratze muss man mit etwa 800 – 1200 DM rechnen. Sie werden vorwiegend in ökologisch ausgerichteten Fachgeschäften oder im einschlägigen Versandhandel angeboten. Eine Händlerliste können Sie z. B. bei der ProÖko Servicegesellschaft ökologischer Einrichtungshäuser mbH, Subbelrather Straße 24, 50823 Köln, Tel. 02 21/5 10 17 03, Fax: 02 21/5 69 68 21 oder per E-mail: info@pro-oeko.com anfordern. Das ist ein Zusammenschluss der ökologischen Einrichtungshäuser in Deutschland.

Schadstoffe in der Matratze?

Wer sicher gehen will, dass seine neue Matratze keine schädlichen Stoffe wie Nitrosamine, Formaldehyd oder Lösungsmittel ausgast, sollte darauf achten, dass das verwendete Material schadstoffgeprüft ist. Verschiedene Label geben darüber Auskunft:

Europäischer Verband ökologischer Einrichtungshäuser e.V.

Der Europäische Verband ökologischer Einrichtungshäuser vergibt das Öko-Control-Zeichen. Es garantiert, dass Matratzen, die dieses Siegel tragen, weitgehend frei sind von flüchtigen organischen Verbindungen, Pestiziden, Schwermetallen und gesundheitsschädlichen Farbstoffen. Außerdem wurde ihre Haltbarkeit getestet.

Das QUL-Label wird vom Qualitätsverband „Umweltverträgliche Latexmatratzen" vergeben und sichert wie das Öko-Control-Zeichen weitgehende Schadstofffreiheit zu.

Das TOXPROOF-Zeichen vergibt der TÜV-Rheinland. Die Kriterien hierbei sind ebenfalls recht streng, also mit den Anforderungen der vorher genannten Stellen vergleichbar.

Beim Label „Öko-Tex Standard 100" gelten zum Teil etwas laschere Grenzwerte als bei den drei vorigen. Außerdem wird dieses Zeichen evtl. nur für Teile der Matratze – z. B. den Bezug – vergeben. Also: genau hinsehen!

Von Kuscheldecken und Ruhekissen

„Wer sich nach der Decke streckt, dem bleiben die Füße unbedeckt."
(Johann Wolfgang von Goethe)

Alle drei Jahre sollte man sich aus hygienischen Gründen ein neues Kissen und eine neue Bettdecke zulegen – es sei denn, sie sind waschbar, dann kann man evtl. auch länger damit schlafen. Ob Daunen, Baumwolle, Seide oder Synthetikfasern – wichtig ist, dass das Kissen Kopf und Nacken gut abstützt und die Decke lang genug ist. Menschen ab ca. 1,80 m sollten sich eine überlange Decke (mindestens 2,10 m) zulegen, denn sonst laufen sie Gefahr, kalte Füße zu bekommen – was übrigens das Ein- und Durchschlafen empfindlich stören kann (*siehe Seite 23*).

Nimm zwei

Eine praktische Alternative zur Ganzjahresdecke mit mittlerem Wärmevermögen ist ein Deckenduo. Dabei wird z. B. eine warme Schurwolldecke mit einer kühleren Wildseidendecke oder zwei unterschiedlich dicken Baumwolldecken kombiniert. In kühlen Winternächten wärmt das Duo gemeinsam, im Frühling reicht die dickere Decke alleine aus, und im Sommer freut man sich über die luftige leichte Zudecke.

Feiner Flaum: Daunendecken

Bei Daunendecken gibt es große Qualitäts- und Preisunterschiede. Am flauschigsten und teuersten sind Eiderdaunen. Sie stammen von der Eiderente und sind sehr leicht und fein. Eine solches Steppbett kann gut und gerne 1000 DM kosten. Generell sind Oberbetten aus reinen Daunen am teuersten. Je höher der Anteil der gröberen und damit härteren Federn ist, umso billiger wird die Decke. Wer nicht bis zur Nasenspitze in seinem Kopfkissen versinken möchte, sollte hier eine Füllung aus Daunen und festeren Federn wählen. Schließlich soll ein Kissen den Kopf ja stützen. Verwendet werden vor allem Gänse- und Entenfedern.
In welchem Verhältnis Daunen und Federn verarbeitet worden sind, muss auf dem Etikett angegeben sein. Dabei bedeutet der Zusatz „Original", dass keine wiederverwerteten oder recycelten Federn verwendet wurden. Allerdings fand das Magazin Öko-Test z. B. in einem Federbetten-Test vor einigen Jahren zumindest eine Reihe falsch deklarierter Daunen- und Federbetten. Wer auf Nummer Sicher gehen will, sollte sein Bettzeug in einem Fachgeschäft individuell befüllen lassen.

Für Hitzköpfe geeignet: Baumwolle und Kapok

Decken mit einer Füllung aus Baumwollvlies sind für Menschen geeignet, deren nächtliches Wärmebedürfnis nicht so hoch ist. Baumwolle ist leicht, nimmt sehr gut Feuchtigkeit auf, wärmt aber nicht so gut wie beispielsweise Schurwolle. Das gleiche gilt für Kapok. Kapok ist wie die Baumwolle eine Cellulosefaser, die aus

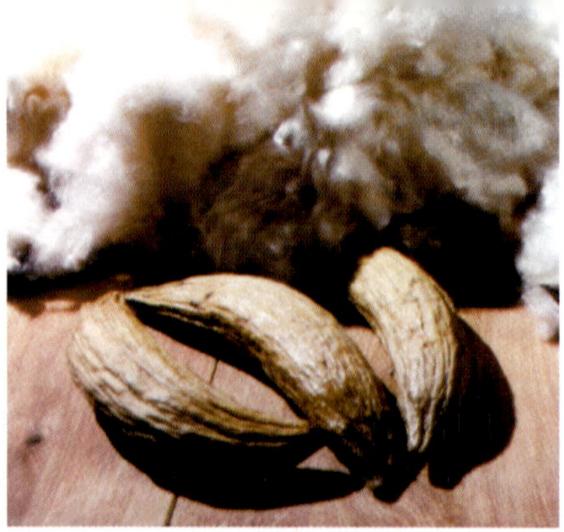

Abb. 32: Kapok wird aus den Schoten der Kapokpflanze gewonnen.

den Schoten des tropischen Kapokbaums gewonnen wird. Wegen ihrer Flauschigkeit werden die Fasern auch Pflanzendaunen genannt. Ein Vorteil der Kapokfasern: Sie sind von einer Schicht aus Bitterstoffen umhüllt, die Schädlinge fernhält und somit einen natürlichen Ungezieferschutz bietet. Deshalb können Decken, Kissen oder auch eine Matratze aus Kapok z. B. für Staubmilben-Allergiker eine Alternative zu Bettmaterialien aus Latex- oder Schaumstoff sein. Kapok nimmt zwar Feuchtigkeit ebenso gut auf wie Baumwolle, gibt diese aber nicht so leicht wieder ab, trocknet also langsamer.

Wollig warm: Decken aus Schurwolle und Kamelhaar

Wer es im Bett gerne kuschelig warm hat, braucht dazu nicht unbedingt eine Daunendecke: Schafschurwolle, Rosshaar oder – edel und teuer – Kamelhaar wärmen genauso gut, wiegen weniger und nehmen sogar noch mehr Feuchtigkeit auf. Sie sind also für Frostbeulen ebenso geeignet wie für Menschen, die stark schwitzen. Als Schurwolle darf nur Wolle aus der Schur lebender Tiere bezeichnet werden. Hinter der Bezeichnung „Reine Wolle" können sich dagegen auch Reiß- oder wiederverwertete Wollabfälle verbergen.
Schurwolle aus herkömmlicher Produktion kann unter Umständen durch Pestizide verunreinigt sein. Das liegt daran, dass die Tiere vor der Schur oft mit Entlausungsmitteln eingesprüht werden, die sich im Wollfett anreichern können. Verlangen Sie also beim Kauf einer Schurwolldecke den Nachweis der Schadstofffreiheit – die beispielsweise die schon genannten Gütesiegel (*siehe Seite 47*) garantieren. In der ökologischen Tierhaltung werden solche Mittel übrigens nicht eingesetzt, und es wird regelmäßig auf Schadstoffe kontrolliert.

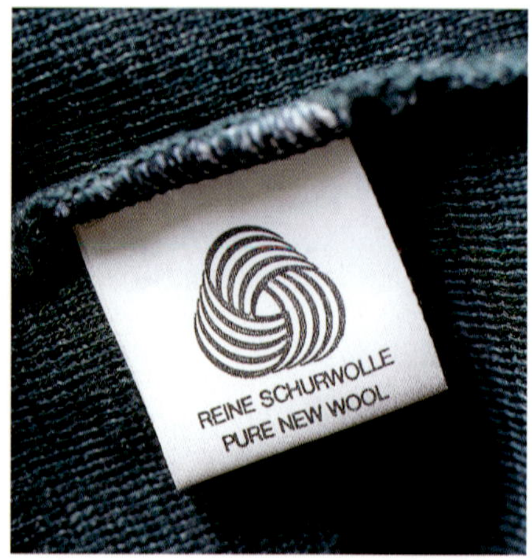

Abb. 33: Das Gütezeichen Wollsiegel garantiert die Verarbeitung von Schurwolle.

Kapok und Wolle: Kawoll

Recht neu auf dem Markt ist ein Vlies, in dem die Kapokfasern zusammen mit Schurwolle verarbeitet werden. Aus diesem Material – Kawoll genannt – werden Matratzen, Unterbetten, Decken und Kissen hergestellt, aber auch Auflagen für OP-Tische und die Polster von Lkw-Sitzen. Der Vorteil: Eine Decke aus Kawoll ist leichter und flauschiger als eine reine Schurwolldecke, weil die Kapokfasern sehr viel Luft enthalten (80 %), aber sie wärmt genauso gut. Andererseits sorgt die Schurwolle dafür, dass gespeicherte Körperflüssigkeit schnell wieder abtrocknet. Wir haben eine dünne mit Kawoll gefüllte Sommersteppdecke ausprobiert. Das Urteil der Hobbythek: Schön leicht, in lauen Somernächten nicht zu warm und in kühleren immer noch warm genug. Eine solche Decke wiegt etwa 400 g und kostet um die 300 DM.
Ein Verzeichnis der Händler, die Produkte mit dem Vlies verkaufen, können Sie bei der ProÖko Service-Gesellschaft anfordern (*Adresse siehe Seite 46*). Wer einen Internet-Zugang hat, findet Informationen und Bezugsquellen auch auf der Homepage des Herstellers unter **www.kawoll.com**

Schlafen in Seide
Decken und Kissen aus Wildseide, die aus den verlassenen Kokons der Seidenspinnerraupe hergestellt wird, sind etwas für warme Sommernächte und für Menschen, die kein besonders hohes Wärmebedürfnis haben. Eine Wildseidendecke ist sehr leicht, kann aber trotzdem viel Feuchtigkeit aufnehmen und wirkt kühl auf der Haut. Achten Sie darauf, dass die Seide entbastet, d. h. vom Seidenleim befreit worden ist. Dieser Seidenleim kann nämlich Allergien auslösen.

Ein Bett im Kornfeld: Hirse und Dinkel
Wer es leid ist, sein Daunenkissen des Nachts ständig zusammenzuknuffen oder aufzuschütteln, für den könnte ein mit Hirse- oder Dinkelspelz gefülltes Kissen die Alternative sein: Es liegt sich nicht platt, die nachrieselnden Körnchen passen sich jeder Bewegung und Schlafposition an, und man schläft hervorragend darauf. Solche Kissen aus den gereinigten Getreidehüllen bieten vor allem auch Menschen mit Rücken- oder Nackenproblemen eine angenehm feste Stütze. Dinkelspelz ist gröber als Hirse, raschelt also mehr, und man hat eher das

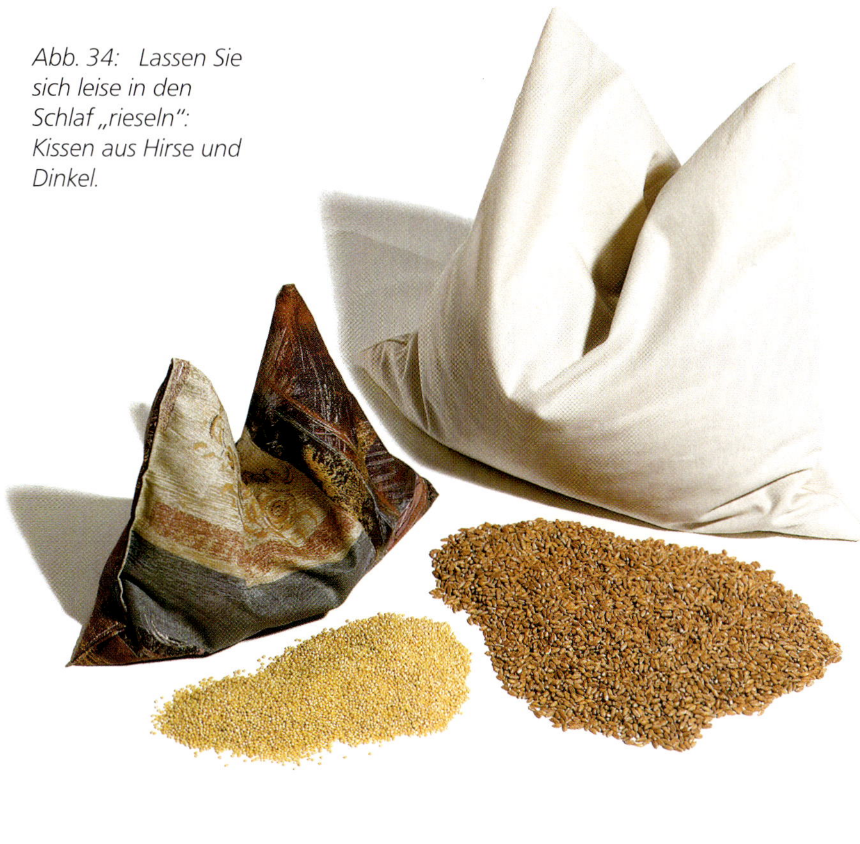

Abb. 34: Lassen Sie sich leise in den Schlaf „rieseln": Kissen aus Hirse und Dinkel.

Gefühl, auf Stroh zu schlafen. **Tipp:** Es empfiehlt sich, zum Kissen einen passenden Schutzbezug, z. B. aus dickem Frottierstoff, zu kaufen. Der dämpft das Rieselgeräusch etwas ab und ist waschbar, was vor allem für starke Schwitzer von Vorteil ist. Wir haben verschiedene Hirsekissen (40 x 60 cm und 40 x 80 cm) ausprobiert. Unser Resümee: Man liegt sehr entspannt, der Kopf wird gut abgestützt, das Kissen wirkt fest, aber nicht zu hart. Das große Kissen war recht schwer, das kleinere (60 cm breit) erschien uns angenehmer.

Tipp: Wählen Sie ein Kissen mit Reißverschluss, dann können Sie unter Umständen etwas von der Füllung herausnehmen. Abzuraten ist von Kissen mit Klettverschluss. Der Spelz setzt sich mit der Zeit hinein, die Seiten haften nicht mehr aufeinander und es beginnt zu rieseln.

Für Allergiker geeignet: Bettzeug aus Synthetikfasern

Für Decken und Kissen aus Synthetikfasern gilt das Gleiche wie für Matratzen aus Schaumstoff: Sie nehmen zwar längst nicht so viel Feuchtigkeit auf wie Daunen oder Naturfasern, sind aber auch nicht mehr so „schweißtreibend" wie früher. Allerdings ist es dabei wichtig, auf Qualität zu achten. Diese ist am ehesten dann garantiert, wenn das verwendete Material genau bezeichnet wird. Decken und Kissen aus Synthetikmaterial sind waschbar und haben den Vorteil, dass Staubmilben sie meiden.

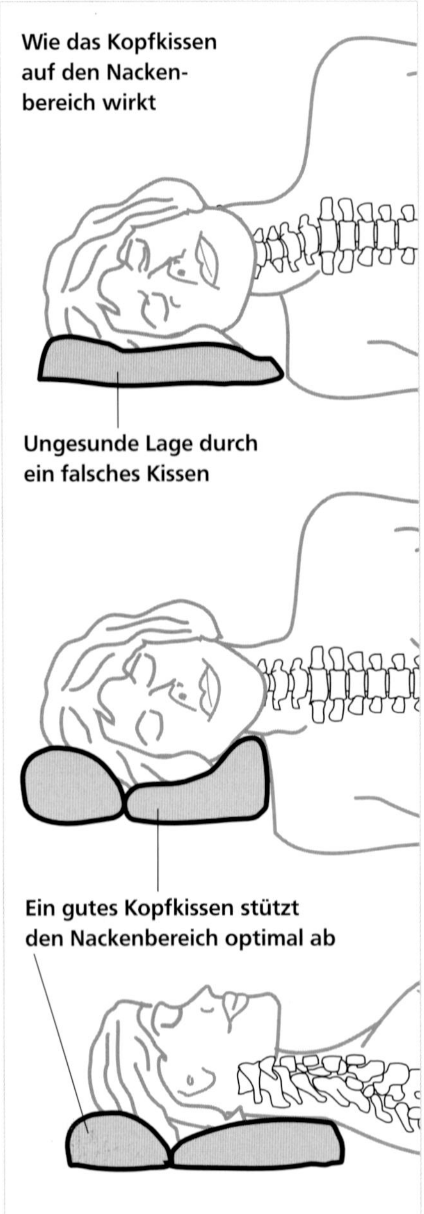
Wie das Kopfkissen auf den Nackenbereich wirkt
Ungesunde Lage durch ein falsches Kissen
Ein gutes Kopfkissen stützt den Nackenbereich optimal ab

Worauf den Kopf betten?

- Wer stark schwitzt, sollte sich kein Daunen- oder Federkissen zulegen, in dem er bis über beide Ohren versinkt. Wolle, Baumwolle, Kawoll oder vor allem auch Hirse- und Dinkelspelzen sind die besseren Alternativen.
- Für Hausstauballergiker eignen sich Kissen aus Latex-, Synthetikfasern, Baumwolle oder Kapokfüllungen am besten. Ist das Kissen waschbar, können Sie dazu unser Wollwaschmittel Bawos verwenden. Die Zugabe von Niemölfluid ins Weichspülerfach (*siehe Seite 61*) hält ihnen die lästigen Staubmilben für eine gewisse Zeit vom Hals.
- Die normale Kissengröße von 80 x 80 cm ist aus orthopädischer Sicht nicht empfehlenswert, weil entweder die Schulter mit aufliegt und der Nacken dadurch abknickt oder das Kissen zusammengefaltet wird und damit zu dick ist. Sinnvoller ist ein Kissen, das nicht breiter als 40 cm ist (z. B. 40 x 60 oder 40 x 80 cm). Hier wird der Kopf gut abgestützt und die Schulter ruht „eine Etage tiefer" auf der Matratze.
- Eine Alternative sind Kombi- oder Nackenstützkissen, bei denen Nacken und Kopf optimal gestützt werden (*siehe Grafik links*).

Das Hobbythek-Kissen zum Selbernähen

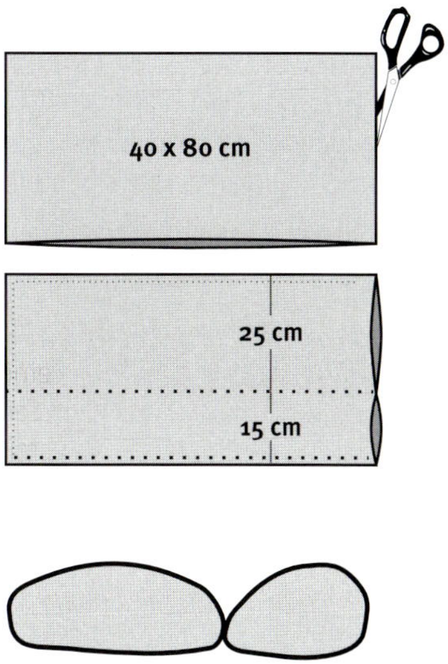

Ein solches Nackenstützkissen können Sie mit etwas Geschick ganz einfach selbst herstellen. Dazu kaufen Sie sich einen 40 x 80 cm großen Kopfkissenbezug – am besten einen ohne Knopfleiste, da Sie den Bezug an der langen Seite zunähen müssen. Schneiden Sie dann die kurze Seite auf, damit Sie das Füllmaterial einfüllen können. Teilen Sie das Kissen jetzt mit einer Längsnaht in zwei Teile, sodass zwei Kammern entstehen. Die schmalere Kammer sollte etwa 15 cm, die größere Kammer 25 cm breit sein. Zum Schluss wird das Kissen gefüllt, z. B. mit Hirse oder Dinkelspelz, Schaf- oder Baumwolle. Man kann aber auch Flocken aus Synthetik-Material verwenden. Füllen Sie das Kissen dann ganz nach Bedarf fester oder lockerer und nähen Sie es anschließend fest zu.

Warm und trocken: prima Klima im Bett

Die Wahl der für Sie richtigen Materialien trägt erheblich dazu bei, dass Sie sich in Ihrem Bett wohlfühlen, d. h. das Bettklima stimmt. Sie erleiden weder einen Hitzestau unter der Decke, noch frösteln Sie, nächtlicher Schweiß wird gut aufgenommen, Matratze, Kissen und Decke fühlen sich nicht feucht an. Damit das auch so bleibt, sollten Sie jedoch einige Dinge beachten:

- Bettdecke und Kissen sollten wenn möglich jeden Tag gut aufgeschüttelt und ausgelüftet werden, damit der Schweiß verdunsten kann und die Federn bzw. Fasern elastisch und locker bleiben. Außerdem lässt sich auf diese Weise der für Allergiker schädliche Kot der Staubmilben in Grenzen halten.
- Hin und wieder ein ausgiebiges Sonnenbad tut Ihren Decken, Matratzen und Kissen gut, denn die UV-Strahlung tötet Schimmelpilze und Keime im Bettzeug ab.
- Wenn Sie stark schwitzen, sollten Sie eine saugfähige, waschbare Unterlage (Moltonauflage) oder ein gepolstertes Unterbett verwenden. Das schont die Matratze. Das gleiche gilt auch für Kinder, die nachts noch nicht zuverlässig „dicht halten". Eine solche luftdurchlässige Unterlage ist empfehlenswerter als ein Gummituch, denn dieses behindert den Luftaustausch, und das Bett fühlt sich unter Umständen schnell feucht an.
- Nackt zu schlafen mag im Sommer vielleicht angenehm sein, hygienisch ist es nicht. Wir schwitzen in der Nacht bis zu einem Liter Flüssigkeit aus, die dann ungehindert in Decken und Matratzen „versickert". Und selbst die Aufnahmekapazität einer saugfähigen Matratze ist irgendwann erschöpft. Außerdem gelangen mit dem Schweiß ja auch Salze, Schmutz und Hautschuppen in die Unterlage. Deshalb sollte man nachts zumindest ein T-Shirt aus einem saugfähigen Material, z. B. Baumwolle, tragen. Für warme Sommernächte eignet sich Nachtwäsche aus Seide am besten. Diese nimmt enorm viel Flüssigkeit auf (bis zu einem Drittel ihres Gewichtes) und ist angenehm kühl auf der Haut. Leider ist diese Kleidung nicht ganz billig.
- Bettwäsche sollte aus hygienischen Gründen spätestens nach drei Wochen gewechselt werden – im warmen Sommer häufiger.

- Die ideale Schlafzimmertemperatur liegt etwa bei 18 °C. Wem das zu kühl ist, der sollte sich lieber eine wärmere Decke zulegen, statt die Heizung höher zu drehen, denn die warme Heizungsluft trocknet unsere Schleimhäute aus.
- Spätes Lob für Opas Schlafmütze: Die Idee, nachts den Kopf zu bedecken, ist gar nicht so dumm und antiquiert, wie es vielleicht scheint. In einem kühlen Schlafzimmer kann das durchaus sinnvoll sein – gerade für Glatzenträger. Das gilt auch für Säuglinge, deren Härchen noch recht spärlich wachsen. Ein dünnes Mützchen aus Baumwolle oder Seide hält den empfindlichen Kopf warm. Die ideale Temperatur im Kinderzimmer liegt zwischen 18 und 20 °C.
- Wenn Sie bei offenem Fenster schlafen, sorgen Sie dafür, dass Sie nicht im Luftzug liegen. Also zumindest den Vorhang zuziehen und das Bett an einen zugsicheren Ort stellen.
- Das Bett sollte wenn möglich nicht an einer Außenwand stehen, da diese meist Kälte abstrahlt. Wenn es sich nicht vermeiden lässt, können Sie die Wand z. B. mit Schaumstoff dämmen. Dazu brauchen Sie ein etwa 2 cm starkes und mindestens 70 cm breites Schaumstoffpolster aus dem Baumarkt. Dieses Polster muss so lang sein wie Ihr Bett, damit dieses an keiner Stelle direkt an der nackten Außenwand steht. Befestigen Sie es so an der Wand, dass es bis hinter das Bett hinunter reicht. Dazu können Sie ganz einfach beidseitiges Teppichklebeband verwenden – es lässt sich allerdings später nicht mehr so gut von der Tapete ablösen. Sie können das Schaumstoffpolster auch in einen ausgedienten Bettbezug hineinstecken und diesen dann, z. B. mit Klettband, auf einer Holzleiste befestigen, die Sie an der Wand festgeschraubt haben. (Auf die Holzleiste muss dann natürlich zuvor ebenfalls ein Streifen Klettband aufgetackert werden.) Verkleiden können Sie das Schaumstoffpolster dann mit einem Wandbehang aus einem schönen Dekostoff. Dieser wird z. B. an einer Vorhangstange aus Holz aufgehängt, die an der Wand hinter oder neben dem Bett angebracht wird. Achten Sie darauf, dass diese Stange so hoch hängt, dass Sie auch beim Sitzen nicht im Weg ist.

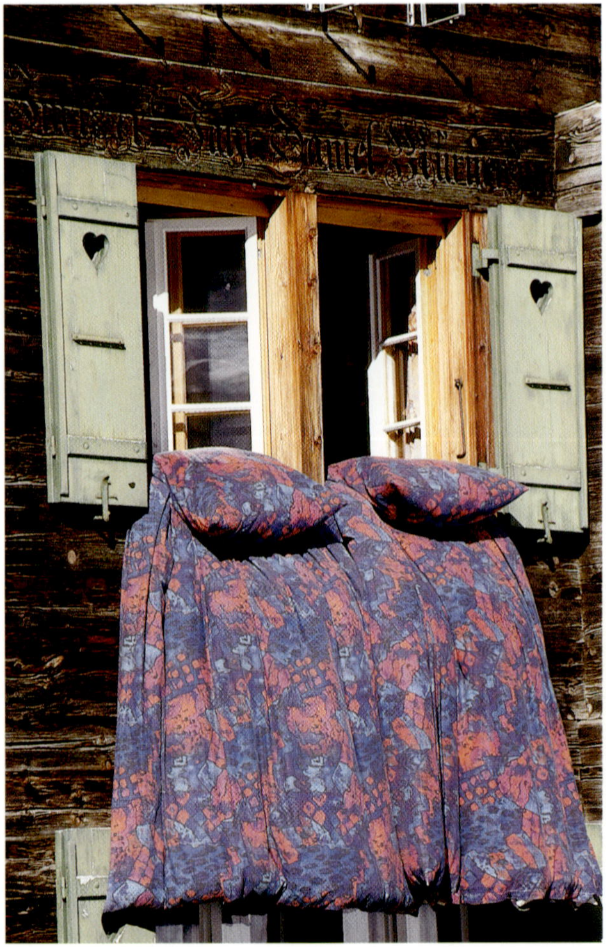

Abb. 35: Lüften der Bettwäsche in der Sonne hilft gegen Hausstaubmilben.

Dicke Luft im Schlafzimmer

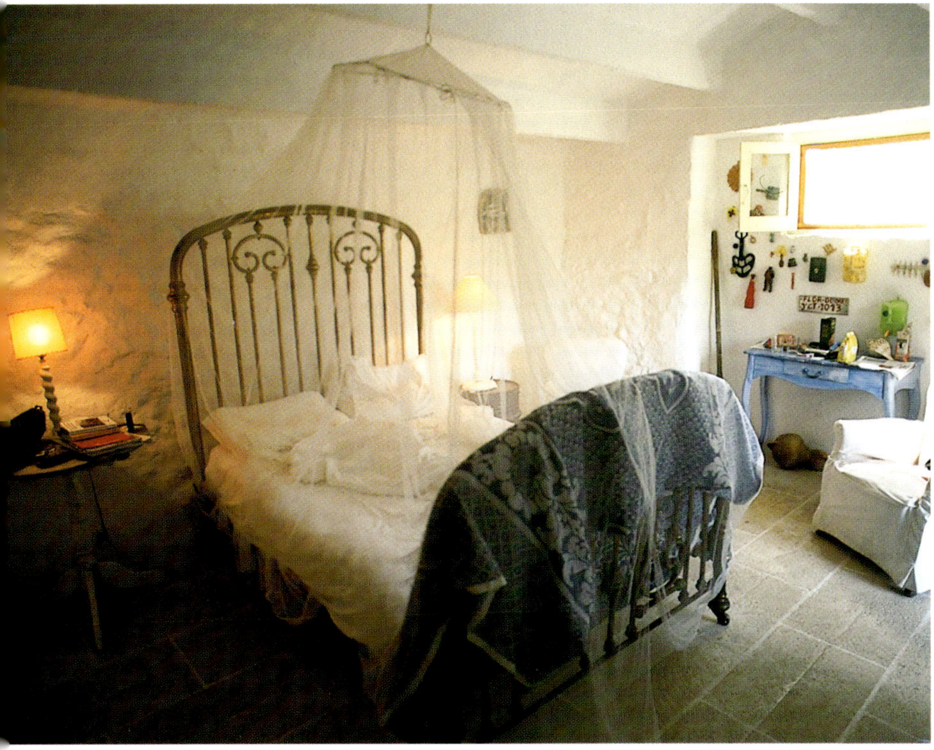

Abb. 36: *Das Schlafzimmer sollte eine Oase der Ruhe und Entspannung sein. Schaffen Sie sich eine schöne Atmosphäre.*

„Man bewahre nichts im Schlafzimmer, was die frische Atemluft verbrauchen oder die durchs Atmen verdorbene Luft in der Nähe des Bettes festhalten könnte; das heißt keine Lampen, kein Feuer, keine Haustiere, keine Blumen. Es ist angezeigt, die Vorhänge an Betten oder Alkoven offenzulassen."
(Hygiene-Regeln von Ch. Londe, 1838)

Auch schlechte Luft im Schlafzimmer kann die Ursache für Schlafstörungen sein: Milbenkot, Schimmelpilze und Schadstoffe aus Teppichklebern, Möbeln oder Wandfarben können unsere Gesundheit schädigen. Die Nächte in solchen Räumen werden dann zur Qual. Aber solchen Gefahren sind wir nicht hilflos ausgeliefert. Meist lassen sich Schadstoffquellen ohne großen Aufwand beseitigen.

Es grünt so grün – Schimmel im Haus

Wenn es an der Decke, über der Fußleiste oder am Fenstersturz blüht, dann hat der Schimmelpilz Einzug gehalten. Grüne, gelbe oder schwarze Flecken und ein modriger Geruch sind untrügliche Zeichen. Die Ursache für einen Befall ist Feuchtigkeit, die sich am Mauerwerk niederschlägt und nicht abtrocknet. Schuld daran sind manchmal Bauschäden, z. B. wenn ein Rohbau vor dem Bezug nicht richtig austrocknen konnte, Regenrinnen, Drainagen, Dampfsperren oder Dichtungen defekt sind. Oft sind aber die Bewohner selbst an den Problemen schuld: Falsches Lüften oder zu niedrige Raumtemperaturen können zur Schimmelbildung führen. Neben der Küche und dem Bad, wo am meisten Luftfeuchtigkeit entsteht, ist das meist etwas kühlere Schlafzimmer der Ort in der Wohnung, an dem sich Schimmelpilze am liebsten ansiedeln. Die Sporen und Ausscheidungen von Schimmelpilzen können eine ganze Reihe von Krankheiten hervorrufen und zudem Allergien auslösen (*siehe Seite 59*).

Bei einem Modellprojekt der Kassenärztlichen Vereinigung Nordrhein wurden bei über zwei Dritteln der Patienten, die mit einschlägigen Beschwerden eine Umweltmedizinische Beratungsstelle aufgesucht hatten, Schimmelpilze in der Wohnung festgestellt. Damit sind sie eine der häufigsten Verursacher von Gesundheitsproblemen – weit vor anderen Schadstoffen wie Formaldehyden und Holzschutzmitteln, aber auch vor Hausstaubmilben. In den meisten Fällen sind wir den lästigen Pilzen aber nicht hilflos ausgeliefert.

Wer einige Regeln beachtet, kann sich den Schimmel vom Hals – und aus dem Schlafzimmer – halten:

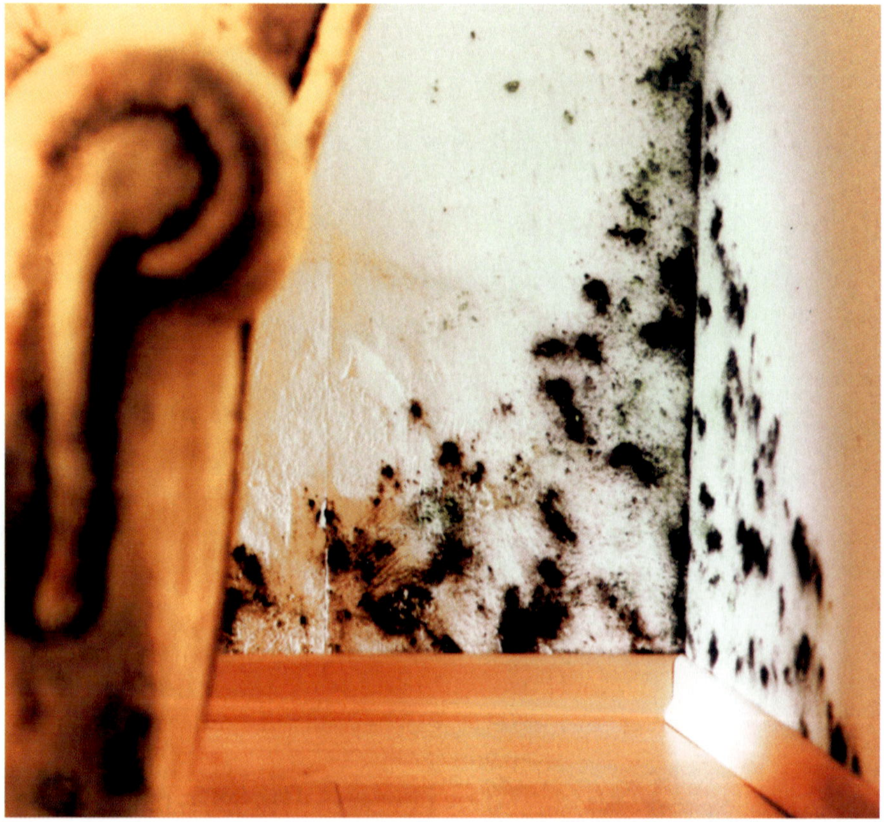

Abb. 37: Wenn die Wände schimmeln, muss gründlich saniert werden.

Vorbeugen ist besser als sanieren

Oberstes Gebot: Kältebrücken vermeiden!

Physikalisch ist der Begriff Kältebrücke nicht ganz korrekt. Es handelt sich eigentlich um eine Wärmebrücke, denn sie entsteht, wenn die Innenraumwärme an bestimmten Bauteilen besser nach außen dringen kann als an anderen Stellen. Beispiel: der nicht gedämmte Betonsturz über einem isolierverglasten Fenster. Er hat eine höhere Wärmeleitfähigkeit, d. h. er gibt die Wärme besser nach draußen ab und kühlt aus. Das passiert natürlich umso schneller, je kälter es draußen ist. An solchen kalten Stellen im Raum kann sich dann Feuchtigkeit niederschlagen, und auch das hat etwas mit Physik zu tun: Je wärmer die Luft ist, umso mehr Feuchtigkeit kann sie speichern. An kalten Bauteilen kühlt sich die Luft soweit ab, dass der Taupunkt unterschritten wird, d. h. die Luftfeuchtigkeit schlägt sich als Kondensationswasser an der Wand nieder. Genau das passiert an einer Wärmebrücke: Sie wird nass. Früher waren das die einfach verglasten Fensterscheiben, an denen das Wasser kondensierte. Heute sind die Fenster mit Isolierglas ausgestattet und zum Teil wärmer als die Zimmerwände – vor allem, wenn diese nicht gut isoliert sind. Vermeiden können Sie solche Wärmebrücken deshalb in erster Linie durch eine gute Isolierung der Wände von außen. Außerdem sollten Sie dafür sorgen, dass die Wände nicht durch falsches Lüften zusätzlich auskühlen (*siehe rechts*).

Wirkung der natürlichen Lüftung	Lüftungsart Fensterstellung	Ungefähre Dauer der Lüftung, um einen Luftwechsel zu erzielen
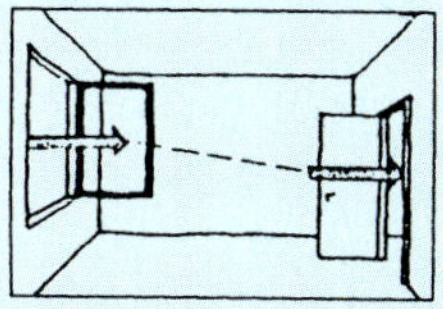	Fenster und gegenüberliegende Tür/ Fenster ganz offen – Querlüftung –	1 bis 5 Minuten
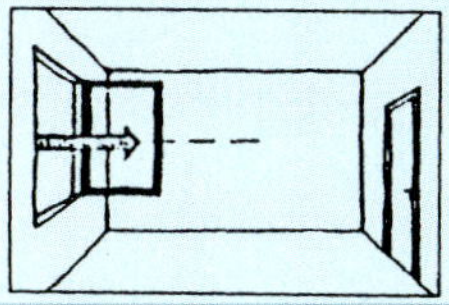	Fenster ganz offen – Stoßlüftung –	5 bis 10 Minuten
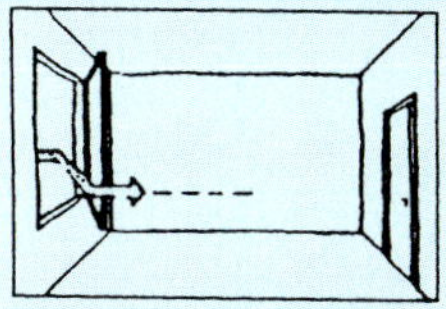	Fenster halb offen	10 bis 15 Minuten
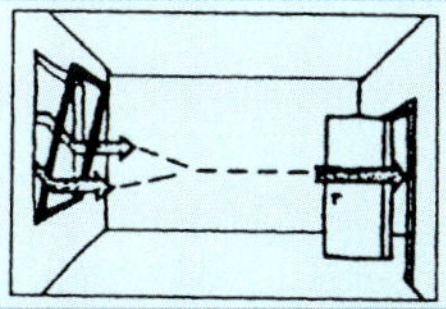	Fenster gekippt und gegenüberliegende Tür ganz offen – Querlüftung –	15 bis 30 Minuten
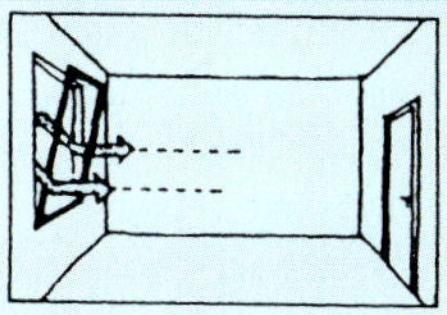	Fenster gekippt	30 bis 60 Minuten

Grafik 5: So lüften Sie richtig.

Richtig lüften

Moderne Fenster schließen so dicht, dass die Feuchtigkeit nicht mehr abziehen kann. Deswegen wäre es wichtig, regelmäßig – d. h. alle drei bis vier Stunden – sämtliche Türen und Fenster auf Durchzug zu stellen. Für Berufstätige ist das allerdings schwer machbar. In vielen neu gebauten Mietshäusern sind deshalb bereits mechanische Belüftungssysteme fest in den Wohnungen installiert. Denn verschimmelte Wände sind nicht nur für die Bewohner ein Problem, sondern auch für die Hauseigentümer. Ein nicht sanierter Schimmelbefall erschwert die Weitervermietung der Wohnung und zerstört auf kurz oder lang die Bausubstanz. Wer

nicht über eine solche mechanische Lüftung verfügt, sollte zumindest nach Feierabend und am Morgen auf die gute Durchlüftung achten und dafür sorgen, dass zum Beispiel Kochschwaden und der Dampf nach dem morgendlichen Duschen vollständig abziehen.
Beim Lüften gilt es, einige Regeln zu beachten: Am besten ist es, gegenüber liegende Fenster und Türen zu öffnen, d. h. quer zu lüften. Dann reichen maximal fünf Minuten für den kompletten Luftaustausch im Zimmer aus. Ist das nicht möglich, sollten Sie zumindest stoßlüften, also ein Fenster für fünf bis zehn Minuten weit öffnen. Wände und Möbel kühlen in dieser kurzen Zeit nicht aus, und das Zimmer erwärmt sich nach dem Lüften schnell wieder, ohne dass Sie die Heizung höher stellen müssten. Wer nur einige Minuten lang lüftet, braucht die Heizung in dieser Zeit nicht abzustellen – Dauerlüften aber sollten Sie während der Heizperiode vermeiden. Das gilt auch für das Kippen der Fenster: Der Luftaustausch dauert auf diese Weise fast eine Stunde, Heizenergie wird verschwendet, und

Oskar, der Schimmelhund

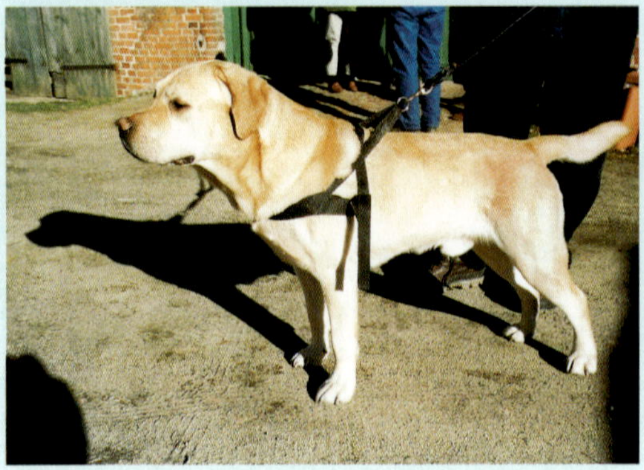

Abb. 38: Oskar, der Schimmelhund.

Ein kurzes Schwanzwedeln zur Begrüßung, dann stürmt der Spürhund mit nervösem Gebell in die Küche. Die Nase am Boden, immer an der Wand entlang. Oskar kratzt und scharrt: in einer Ecke am Kühlschrank, unter der Arbeitsplatte, seine Rute schlägt den Takt gegen die Heizung. Für Herrchen Reino Oskarsson ist das Musik in den Ohren, denn Oskar ist wieder einmal fündig geworden. Sein Spezialgebiet: Schimmelpilze. Auf deren Sporen und Ausscheidungen ist Oskars feine Nase trainiert, wie die eines Drogenhunds auf Heroin. Und Schimmel entdeckt er in der Wohnung der 70-jährigen Maria Meurer zuhauf. In der Küche, unter dem Wohnzimmerfenster und schließlich auch im Schlafzimmer. Maria Meurer steht fassungslos in der Tür, als Oskar mit freudigem Heulen auch noch unter dem Bett verschwindet. „Dass es so schlimm ist, habe ich mir nicht träumen lassen", sagt sie erschüttert. Verständlich, denn von schimmeligen Wänden oder feuchten Stellen ist in ihrer freundlichen Wohnung im Neubau des Sohnes nichts zu sehen. Statt nach muffigem Schimmel riecht es frisch nach Zitrone. Ihr Arzt hat sie auf die Idee gebracht, hier doch einmal nach versteckten Schimmelpilzen suchen zu lassen, denn seit die Rentnerin in ihre neue Wohnung gezogen ist, leidet sie unter tränenden, ständig gereizten Augen, Asthma und Dauerschnupfen.
Der Verdacht der Experten bestätigt sich: In Maria Meurers Wohnung ist das Dämmmaterial unter dem Estrich verschimmelt. Die mögliche Ursache ist schnell ausgemacht: Die Bodenplatte des Neubaus steht einige Zentimeter über und wird nicht von den Außenwänden verdeckt. Zudem sind diese Außenwände noch nicht verputzt – Kalksandstein ringsherum, auch an der Wetterseite. Von hier aus muss der Regen im Winter ins Gemäuer gedrungen sein. Vermutlich saugte sich der Stein voll, die Nässe sickerte nach unten auf die vorstehende Bodenplatte und breitete sich von dort aus – ein guter Nährboden für Schimmel. Um den Verdacht zu bestätigen, hat Reino Oskarsson mittlerweile ein 20 cm tiefes Loch in den Schlafzimmerboden geschlagen und zieht nacheinander Kork, Estrich und Dämmmaterial hervor. Im Labor wird nun geklärt, was in welchem Ausmaß befallen ist, und um welchen Pilz es sich genau handelt. Oskar hat sich derweil gemütlich auf der Ofenbank zusammengerollt. Sein Auftrag ist erledigt. Für Familie Meurer fängt die Arbeit dagegen jetzt erst an: Wahrscheinlich muss der komplette Estrich entfernt werden, sonst trocknet die Feuchtigkeit nicht aus.

außerdem kühlt der Fenstersturz aus (Wärmebrücke!).

Keine Schrankwand an Außenwänden

Wände, vor denen ein großer Schrank oder sonstige sperrige Möbel stehen, sind kälter als nicht „zugebaute" Wände. Das liegt daran, dass dort die warme Innenraumluft nicht richtig zirkulieren und die Wand erwärmen kann. Es entsteht eine Wärmebrücke (*siehe Seite 54*), die Schimmelgefahr steigt. Oft merkt man das erst, wenn die Kleidung im Schrank muffig riecht oder wenn beim Umzug der Schrank abgerückt wird. Große Schränke sollten deshalb wenn möglich nicht an eine Außenwand gestellt werden. Lässt es sich nicht vermeiden, halten Sie zumindest einige Zentimeter Abstand von der Wand. Besonders gefährdet sind Zimmerecken, in denen zwei Außenwände aufeinander treffen. Hier steht für die Wärmeaufnahme nur eine kleine Fläche zur Verfügung, aber nach draußen eine besonders große, um die gespeicherte Wärme wieder abzugeben. Deswegen sind Zimmerecken meist noch kälter als einzelne Außenwände und sollten auf keinen Fall mit Möbeln verstellt werden.

Wände müssen „atmen"

Zimmerwände können eine bestimmte Menge an Feuchtigkeit aufnehmen und bei vernünftigem Lüften und Heizen auch wieder abgeben – es sei denn, sie sind mit Vinyl- oder Latexfarbe gestrichen. Diese Anstriche machen die Wände wasserundurchlässig. Die Feuchtigkeit setzt sich also auf der Tapete ab, läuft die Wand herunter, und hinter der Fußleiste beginnt es dann irgendwann zu schimmeln.

Vorsicht mit Zimmerpflanzen

Auch auf Blumenerde oder dem Blähton von Hydrokulturen siedeln sich gerne Schimmelpilze an, vor allem wenn reichlich gegossen wird und die Umgebungstemperatur niedrig ist. Da man Schimmel im Blumentopf oft kaum entdeckt, sollten Zimmerpflanzen generell mindestens einmal im Jahr umgetopft und gerade im Schlafzimmer nicht allzu häufig gegossen werden.

Kein Wäschereck im Schlafzimmer

Auch wenn es ein leidiges Problem ist: Wäsche sollten Sie wenn möglich nicht im Schlafzimmer trocknen, da es hier in der Regel kühler ist als im Rest der Wohnung. Die kühle Raumluft kann die aus der Wäsche verdunstende Feuchtigkeit nicht aufnehmen und die Gefahr der Schimmelbildung steigt.

Wenn es in der Nase juckt …

… dann kann Schimmel die Ursache dafür sein. Wer auf Schimmelpilze empfindlich oder gar allergisch reagiert, den plagen vor allem Erkrankungen der Atemwege: Bronchitis, die nie richtig abheilt, Nebenhöhlenentzündungen, Dauerschnupfen, Atemnot, Asthma, Heiserkeit. Aber auch an Magen-Darm-Beschwerden, z. B. durch Candida-Befall, ständiger Müdigkeit, Konzentrationsstörungen und erhöhter Infektanfälligkeit kann ein Schimmelbefall in der Wohnung schuld sein. Dabei sind es nicht die Pilze selbst, die diese Probleme hervorrufen, sondern die Sporen und Stoffwechselprodukte der Pflanzen und Bakterien, die sich auf dem Schimmelteppich gerne ansiedeln. Diese sind so leicht, dass sie in der Luft schweben und eingeatmet werden können. Das Tückische dabei ist, dass auch Menschen, die bislang von Allergien verschont waren, durch das Einatmen dieser winzigen Partikel eine Allergie entwickeln können, und zwar nicht nur gegen den Schimmel selbst, sondern auch gegen ganz andere Stoffe wie etwa Blütenpollen, Äpfel oder Erdbeeren.

Wenn der Schimmel da ist

Ein Schimmelbefall in der Wohnung – vor allem im Schlafzimmer – muss immer gründlich saniert werden, denn Schimmel ist nicht nur gesundheitsschädlich, sondern kann wie gesagt sogar die Bausubstanz zerstören. Die Pilze beschränken sich nämlich nicht auf die Tapete, sondern dringen mit der Zeit tief ins Gemäuer ein und machen es auf Dauer marode. Simples Abwaschen mit einem Anti-Pilz-Mittel ist zur Sanierung nicht zu empfehlen, denn viele der dazu verwendeten chemischen Mittel sind gesundheitsschädliche Chlorverbindungen – man würde quasi den Teufel mit dem Beelzebub austreiben. Anti-Pilz-Mittel sollten Sie nur bei kleinen schimmeligen Stellen, z. B. Fugen im Badezimmer oder bei Schimmel im Anfangsstadium einsetzen, und dann am besten gesundheitlich

unbedenkliche wie Essigessenz, alkoholhaltige Reinigungsmittel, 5 %ige Sodalösung aus der Apotheke, unser **Kalweg HT**, das ist 50 %ige Zitronensäure, oder auch unsere **Anti-Schimmelpaste HT** auf der Basis unseres neuen Bleichmittels **Proweiß spezial**.
Diese Paste wird aus unserem Grundwaschmittel **Gruwash** und dem neuen Bleichmittel **Proweiß spezial** angerührt, das desinfizierenden Sauerstoff frei setzt und damit Pilzen und Bakterien zu Leibe rückt. Mit dieser Paste können Sie kleinere, frische Schimmelstellen, z. B. von Badewannendichtungen, Kacheln, Schränken etc., behandeln.

Anti-Schimmelpaste HT

2 EL	Gruwash HT
2 EL	Proweiß spezial HT
ca. 4 EL	warmes Wasser

Rühren Sie aus Gruwash, Proweiß spezial und dem Wasser eine zähe Paste an. Verrühren Sie Gruwash und Proweiß spezial gründlich (etwa 1 Minute lang) mit dem zugegebenen Wasser. Es entsteht eine Paste, die Sie z. B. mit einem Küchenpinsel auf die befallenen Stellen auftragen können. Lassen Sie sie ca. eine halbe Stunde einwirken. Danach gründlich mit klarem Wasser und anschließend evtl. noch etwas Kalweg abwaschen. Tragen Sie bei der Anwendung Küchenhandschuhe, damit Ihre Hände nicht angegriffen werden.
Solche Mittel wirken allerdings nur an der Oberfläche, d. h. der Schimmel wird immer wiederkehren, solange die Ursache der Feuchtigkeit nicht beseitigt ist. In der Regel muss die schimmelige Tapete erneuert werden – und unter Umständen auch der Wandputz, denn auch der kann befallen sein. Sind bauliche Mängel, z. B. eine defekte Regenrinne, fehlende Drainage oder Außenisolierung, an der Feuchtigkeit schuld, müssen diese Mängel behoben werden, um das Problem dauerhaft zu lösen. Auf jeden Fall müssen die feuchten Stellen im Gemäuer vor dem Tapezieren oder Streichen gut austrocknen. An kritischen Stellen sollten Sie wenn möglich auf Tapete verzichten oder höchstens dünne Papiertapete ohne Kunststoffzusätze verwenden.
Vermutet man – z. B. wegen unerklärlicher gesundheitlicher Beschwerden oder muffigen Geruchs – einen Schimmelbefall in der Wohnung, sollte man eine Luftmessung durchführen lassen. Dabei wird die Raumluft auf die Ausdünstungen und Stoffwechselprodukte von Pilzen und Bakterien untersucht, die in feinsten Konzentrationen in der Luft herumschwirren, wenn irgendwo der Schimmel im Gemäuer sitzt. Ist das Ergebnis der Messung positiv, d. h. ist ein evtl. versteckter Schimmelbefall vorhanden, dann heißt es suchen und die Quelle des Übels finden. Dabei kann z. B. ein Schimmelhund helfen. Bei folgender Adresse können Sie einen solchen anfordern bzw. erfragen, wer diesen Service in Ihrer Nähe anbietet.

Pegasus-Labor
Oberkasseler Straße 81
40545 Düsseldorf
Tel.: 02 11/37 80 70
Fax: 02 11/37 80 71

Wer einen Internet-Zugang hat, kann sich unter **www.pegasus-labor.de** in ein interessantes Diskussionsforum rund um das Thema Schimmel „einklinken".

Bei der Stiftung Warentest kann man sich informieren und ein Testset anfordern, das einen ersten Anhaltspunkt geben kann, ob und wenn ja welche Schimmelart sich in den eigenen vier Wänden niedergelassen hat.

Stiftung Warentest e.V.
Umweltanalyse „Schimmel"
Postfach
10773 Berlin
Fax: 0 30/26 31 24 88
oder im Internet unter
www.stiftung-warentest.de

Das Testset kostet 90,- DM. Die Stiftung Warentest bietet außerdem eine Service-Telefon an, an dem donnerstags von 10 – 12 Uhr Experten Auskunft geben. Tel.: 0 30/26 31 29 00.

Weitere Informationen gibt der Ratgeber der Arbeitsgemeinschaft der Verbraucherverbände e.V. (AgV): „Feuchtigkeit und Schimmelbildung in Wohnräumen". Zu beziehen ist er für 6,- DM beim AgV-Broschürendienst, Postfach 1116, 59930 Olsberg, Tel.: 0 29 62/90 86 47, Fax: 0 29 62/90 86 49.

Interessante Links zum Thema:

www.Schimmelpilz.de/forum.htm
Ein rege besuchtes Forum zum Thema Schimmel. Fragen werden in der Regel schnell und oft sogar von Fachleuten beantwortet.

www.bau.org/forum/schaden/index.htm
In diesem Forum geht es vor allem ums Bauen und Wohnen, angefangen bei Bauschäden über Luftschadstoffe, Sanierungsmaßnahmen, Renovierung etc. Zum Teil werden die Fragen sehr ausführlich auch von Handwerksbetrieben beantwortet, die entsprechende Leistungen anbieten.

Hausstaubmilben – lästige Spinnentiere

Auch die Ausscheidungen von Kleinstlebewesen können der Gesundheit schaden und Allergien hervorrufen. An erster Stelle steht dabei die Hausstaubmilbe, die man zu den Spinnentieren zählt. Ihr bevorzugter Wohnort: das Bett. Denn hier herrscht genau das Klima, das den winzigen, weniger als 1 mm großen Tierchen am meisten zusagt: Es ist warm, feucht, und der „Tisch" ist mit Hautschuppen und Staubpartikeln immer reichhaltig gedeckt. Die Milben leben mit bestimmten Pilzarten zusammen, die z. B. fettige Hautschuppen vorverdauen und dabei die Vitamine bilden, die die Milben benötigen. Lohn der Mühe: Die Pilze finden ihrerseits im Darm der Milben ideale Lebensbedingungen vor. Außer im Bett leben Staubmilben auch in Teppichböden und Polstermöbeln. Schätzungsweise 10 % aller Allergiker reagieren auf die Ausscheidungen der Milben mit Dauerschnupfen, Hautausschlägen und Ekzemen oder Bindehautentzündungen.

Tipps für Allergiker

Wer empfindlich oder sogar allergisch auf die Ausscheidungen der Hausstaubmilbe reagiert, sollte das beim Kauf seiner Matratze und des übrigen Bettzeugs berücksichtigen. Latex, Schaumstoff oder Kapok (*siehe Seite 48*) sind bis zu einem gewissen Punkt geeignet, schützen aber nicht hundertprozentig, denn die Milben können auch in der gepolsterten Ummantelung sitzen, in die die Matratze eingesteppt oder -geklebt ist. Deshalb empfiehlt sich für Allergiker auf jeden Fall ein milbendichter Matrat-

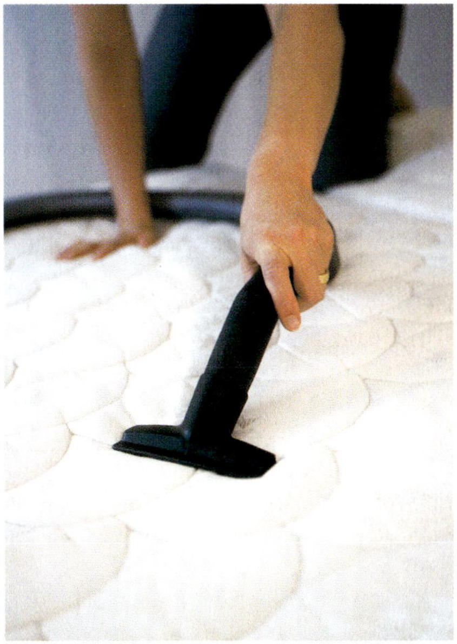

Abb. 40: Matratzen sollten regelmäßig abgesaugt werden, um Staub und Milben zu reduzieren.

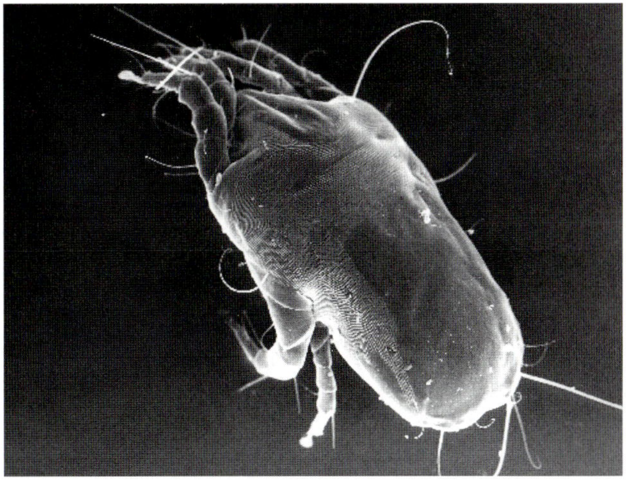

Abb. 39: Gefährlicher Mitbewohner unter dem Elektronenmikroskop: die Hausstaubmilbe.

zenbezug. Hausstauballergiker sollten außerdem waschbare Bettdecken und Kissen, z. B. aus Baumwolle oder Synthesefasern, verwenden.
Sämtliche Bettmaterialien inklusive der Matratzen sollten regelmäßig gelüftet und hin und wieder in die Sonne gelegt werden, denn die UV-Strahlung tötet Milben in einem gewissen Rahmen ab. Vorsicht bei Latex- und Schaumgummimatratzen: Sie werden durch zu ausgiebiges Sonnenbaden porös. Trotz Matratzenauflage und regelmäßigem Lüften sollten Matratzen von Zeit zu Zeit abgesaugt werden, um Staub, der sich z. B. in den Steppnähten angesammelt hat, zu entfernen. Dabei wird auch ein Teil der Milben weggesaugt. Der für Allergiker besonders schädliche Kot der Tiere wird davon jedoch kaum erfasst, denn er ist so fein, dass er zusammen mit winzigsten Staubpartikelchen in der Luft herumwirbelt.

Bester Schutz vor Milben ist ein trockenes Schlafzimmer, denn in trockener Luft verdörren die Tiere. Darum verringert sich die Population auch mit Beginn der Heizperiode, wenn die relative Luftfeuchtigkeit im Schlafzimmer durch die warme Heizungsluft gesenkt wird. Mit einer Luftfeuchtigkeit unterhalb von 50 % kann die Milbenzahl deutlich dezimiert werden. Wer es genau wissen will, sollte einen Luftfeuchtigkeitsmesser im Schlafzimmer anbringen. Die aufsteigende Wärme einer Fußbodenheizung mögen Milben übrigens gar nicht. Regelmäßiges Lüften trägt ebenfalls dazu bei, Milben und andere Schädlinge in Grenzen zu halten.
Naturbettwaren werden seit einiger Zeit häufig schon während der Fertigung mit Niemöl-Präparaten behandelt, um Schädlinge fernzuhalten. Eine derart ausgerüstete Matratze kostet je nach Größe 40-100 DM mehr als das nicht behandelte Pendant. In wissenschaftlichen Untersuchungen konnte nachgewiesen werden, dass der Einsatz des Niems den Milbenbefall verhinderte bzw. bereits vorhandene Milben abtötete. Nach vier Wochen konnten selbst in älteren Matratzen keine lebenden Milben mehr nachgewiesen werden. Sie können sich einen solchen natürlichen Milbenschutz auch selber herstellen und anschließend auf Matratze, Bettdecke oder Kissen aufsprühen. Wenn Sie ältere Matratzen, Decken, Sofas, Teppiche etc. behandeln, die voraussichtlich bereits besiedelt sind, sollten Sie diese vor der Behandlung wenn möglich waschen bzw. nach dem Einsprühen mehrmals sehr gründlich saugen oder ausklopfen, um tote Tiere und den Milbenkot (soweit möglich) zu entfernen.

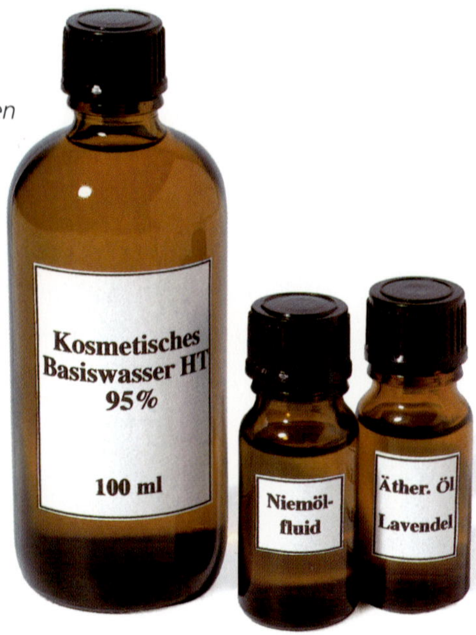

Abb. 41: Niemspray HT gegen Bettmilben.

Niemspray HT gegen Bettmilben

10 ml	Niemölfluid HT
10 Tr.	Lavendelöl oder Citronellaöl
70 ml	Kosmetisches Basiswasser

Mischen Sie Niemölfluid und Lavendel- oder Citronellaöl und geben Sie dann das Kosmetische Basiswasser hinzu. Sie können die Hälfte des Kosmetischen Basiswassers auch durch warmes Wasser ersetzen, dann müssen Sie die Matratzen allerdings nach der Behandlung einige Stunden austrocknen lassen. Die angegebene Menge reicht etwa für zwei einzelne Matratzen oder ein Doppelbett aus. Bei unserem **Kosmetischen Basiswasser** handelt es sich im Wesentlichen um 95 %igen Weingeist. **Niemölfluid** ist ein relativ neues Produkt der Hobbythek. Dabei sind Niemöltröpfchen in Lecithinkapseln verpackt. Dies bewirkt unter anderem, dass sich das Fluid – anders als das reine Öl – gut mit Wasser und Alkohol mischen lässt. Außerdem riecht es nicht so streng wie das Niemöl. Niemölfluid ist aufgrund der aufwendigen Herstellung etwas teurer als normales Niemöl; es kostet ca. 7 – 8 DM pro 10 ml. Die ätherischen Öle in unserem Spray riechen angenehm und wirken beruhigend.

Niemspülung für Kissen & Co.

10 ml	Niemölfluid HT
evtl. 10 Tr.	Lavendelöl oder Citronellaöl
60 ml	Bawos HT

Daunenkissen und waschbare Bettwaren mit Vliesfüllungen aus Naturmaterialien können Sie in der Waschmaschine gegen lästige Staubmilben „imprägnieren“: Geben Sie das Niemölfluid und evtl. das ätherische Öl in das Weichspülerfach der Waschmaschine. Unser Wollwaschmittel Bawos kommt ins Fach für den Hauptwaschgang. Waschen Sie die Bettwaren im Wollwaschgang bei höchstens 30 °C. Sollte Ihre Bettdecke nicht in die Waschmaschine hineinpassen, können Sie sie natürlich auch – etwas kräftezehrender – in der Badewanne waschen. Dann sollten Sie das mit dem ätherischen Öl vermischte Niemölfluid beim letzten Durchspülen ins Wasser geben.
Übrigens: Auch die heißgeliebten Plüschtiere Ihrer Kinder können Sie mit unserer Niemspülung „milbenfest“ oder läusefrei machen. Zudem können Sie Ihre teuren Schurwollpullover und -mäntel hiermit vor Motten schützen.

Wenn Chemie den Schlaf stört

Wie fatal sich schlechte Luft auf unser Wohlbefinden insbesondere während des Schlafens auswirkt, wurde uns wieder eindringlich vor Augen geführt, als wir kürzlich bei einer Recherche zum Thema Raumluftbelastung Anita S. kennen lernten.
Im Sommer 1995 bezieht Anita S. zusammen mit ihrem Mann ein eigenes Heim. Doch schon nach wenigen Monaten wird sie krank. Besonders schlimm sind die nächtlichen Stunden im Bett. Wangen und Stirn sind geschwollen, die Gelenke schmerzen, der Mund ist trocken, die Schleimhäute gereizt. Ihr ist schwindelig, Schauer laufen über ihren Körper. Wenn es ganz schlimm ist, richtet sich Anita S. im Badezimmer ein. Es ist bald der einzige Raum der Wohnung, in dem sie noch gut durchatmen kann.

Atemnot

Luft berührt unseren Körper intensiver als jeder andere Stoff. Ca. 10 000 l durchströmen jeden Tag die empfindlichen Kapillaren unserer Bronchien. Deshalb ist die Qualität unserer Atemluft entscheidend für unsere Gesundheit. Mehr als sieben Stunden verbringen wir täglich im Schlaf – ein Drittel unserer gesamten Lebenszeit. Rund 2500 verschiedene Luftschadstoffe belasten die Luft in unseren Schlafzimmern. Gesetzliche Regelungen, Höchstwerte oder Grenzkonzentrationen für solche Schadstoffe existieren bis heute nicht.

Mögliche Symptome für eine Schadstoffbelastung

- Schleimhautreizungen, vor allem trockene Schleimhäute;
- Irritationen von Augen, Nase und Rachen;
- Nasenlaufen und Augentränen;
- Juckreiz;
- Kopfschmerzen;
- Übelkeit;
- Müdigkeit;
- Konzentrationsschwäche;
- Einschränkung der geistigen Leistungsfähigkeit;
- Aktivitätsverlust;
- erhöhte Infektionsanfälligkeit der Atemwege;
- unangenehme Geschmackswahrnehmung;
- Geruchsbelästigungen – Achtung: Schadstoffe können, müssen aber nicht riechen!

Die Ärztin von Anita S. ist sorgsam und untersucht sie gründlich. Die Diagnose erhärtet den Verdacht: Organisch fehlt Frau S. nichts. Ihre so genannten „weichen Krankheitssymptome“ sind typisch für Beschwerden durch Luftschadstoffe. Unverständlicherweise gibt es für die meisten Schadstoffe trotzdem keine gesetzlichen Grenzwerte, sondern lediglich Empfehlungen. Nur beim Formaldehyd ist ein Richtwert festgelegt. Danach sind schätzungsweise 10 % aller Wohnungen stark belastet.

Wie gelangen chemische Schadstoffe in die Luft?

Klebstoffe, Farben und Lacke
Wegen ihres großflächigen Einsatzes können vor vor allem Bodenbelagsklebstoffe gefährlich werden. Bei 100 m^2 Bodenfläche werden in der Regel mindestens 30 kg Kleber aufgetragen. In unserem Hobbythekbuch „Gesundes Wohnen" haben wir diesem Thema ein ganzes Kapitel gewidmet. Teppichkleber sind im Privathaushalt meistens überflüssig, denn Teppiche können auch verspannt oder lose verlegt werden.
Wasserlösliche Kleber und Lacke sind besser als solche, die organische Lösungsmittel enthalten. Bevorzugen Sie Produkte mit einem Qualitätssiegel, wie z. B. dem Blauen Engel „weil emissionsarm".

Abbeizer, Holzschutzmittel, Putz- und Mörtelprodukte
Sie enthalten flüchtige Stoffe, die während der Verarbeitung und Trocknung ausgasen.

Bauholz, Möbel, Wandverkleidungen und Bodenbeläge
Besonders häufig betroffen sind imprägnierte oder verklebte Produkte. Auch unbehandelte Hölzer können ausgasen – Nadelhölzer wie Fichte und Tanne in der Regel stärker als Laubhölzer, z. B. Eiche und Buche.
Beim Kauf von Holzbehandlungsmitteln achten Sie auf Produkte auf Naturstoffbasis. Beim Kauf von Holzmöbeln sollten Sie möglichst zu Vollholz greifen. Von Spanplatten lassen Sie besser die Finger. Gerade die als formaldehydfrei ausgewiesenen, mit Isocyanat verklebten Platten sind bedenklich, denn bei einem Brand können gefährliche Blausäure-Gase freigesetzt werden. Auf chemischen Holzschutz in Innenräumen sollte verzichtet werden.

Verbrennungen
Bei Verbrennungen können beachtliche Mengen an Schadstoffen abgegeben werden. Achten Sie deshalb auch bei geschlossenen Öfen auf gute Durchlüftung. Auch beim Abbrennen von Paraffinkerzen und Lampenölen entweichen Schadstoffe. Deshalb gerade in kleinen Schlafzimmern keine Kerzen entzünden oder danach lüften.

Chemische Reinigung von Textilien
Nach der Reinigung können aus der Kleidung noch bedeutende Mengen Schadstoffe ausgasen, insbesondere Perchlorethylen. Sie sollten die Textilien deshalb zunächst nicht im Schlafzimmer aufbewahren. Lüften Sie sie an anderer Stelle gut aus.

Auch **Putzmittel**, insbesondere Desinfektionsmittel und andere Haushaltsprodukte, können Schadstoffe freisetzen.

Tabakrauch
Bis heute konnten 3800 Einzelstoffe im Tabakrauch identifiziert werden. 40 – 50 von ihnen sind krebserregend. Jegliches Bemühen um ein gutes Klima ist unsinnig, solange im Schlafzimmer geraucht wird. Es sollte deshalb auf jeden Fall zur Nichtraucherzone erklärt werden. Tabakrauch gilt allgemein als die häufigste Quelle für Schadstoffe in Räumen. Vor allem das Nikotin führt zu einem gestörten Tiefschlaf.

Außenluft
Leider ist auch die Außenluft oft belastet – vor allem, wenn die Wohnung in der Nähe von Industriegebieten oder an stark befahrenen Straßen liegt. Abgase aus dem Straßenverkehr enthalten krebserregende Benzole und andere gesundheitsschädigende Stoffe. Auch chemische Reinigungen können beachtliche Mengen an Schadgasen abgeben. Wichtig ist, dass Sie in solchen Fällen immer nur kurz , dabei aber gründlich lüften (*siehe Seite 55*). Die eindringenden Schadstoffe werden anschließend von vielen Materialien in Ihrer Wohnung, also etwa Tapeten, Teppichen oder Möbeln aufgefangen und filtern damit quasi die Luft. In jedem Fall sollten Sie aber ihr Schlafzimmer, falls möglich, auf einer der Emission abgewandten Seite einrichten.

Wohin kann ich mich wenden?
Wenn Sie den Verdacht haben, dass Ihre Raumluft stark belastet ist, dann sollten Sie dem auf den Grund gehen. Nur so können Sie vermeiden, dass Sie sich in Ängste verstricken, die möglicherweise sogar unbegründet sind. Der erste Ansprechpartner sollte Ihr Vertrauensarzt sein. Weiterhin können Sie sich zusätzlich mit einem Fachmann in Verbindung setzen. Wir empfehlen umweltmedizinische Ambulanzen, wie sie an einer großen Anzahl von Universitäten eingerichtet sind. Die Beratungen sind dort in der Regel kostenfrei. Eine aktuelle Liste der Beratungsstellen finden Sie unter:
www.scientificjournals.com\ufp\welcome.htm
Dort erhalten Sie auch Adressen von seriösen Firmen oder Instituten, die Messungen sachgerecht durchführen. Denn viele Anbieter locken mit niedrigen Preisen. Dahinter verbergen sich aber leider nur punktuelle Messungen, die sich auf bekannte Problemstoffe wie Formaldehyd oder Schimmelpilze beschränken. Die Kosten für die nötigen umfangreichen Messungen liegen bei 1000 DM aufwärts. Seit 1996 zahlen die Krankenkassen dafür nicht mehr. In Nordrhein-Westfalen gab es aber in den letzten Jahren Sonderregelungen. Hier lohnt sich deshalb eine Anfrage.

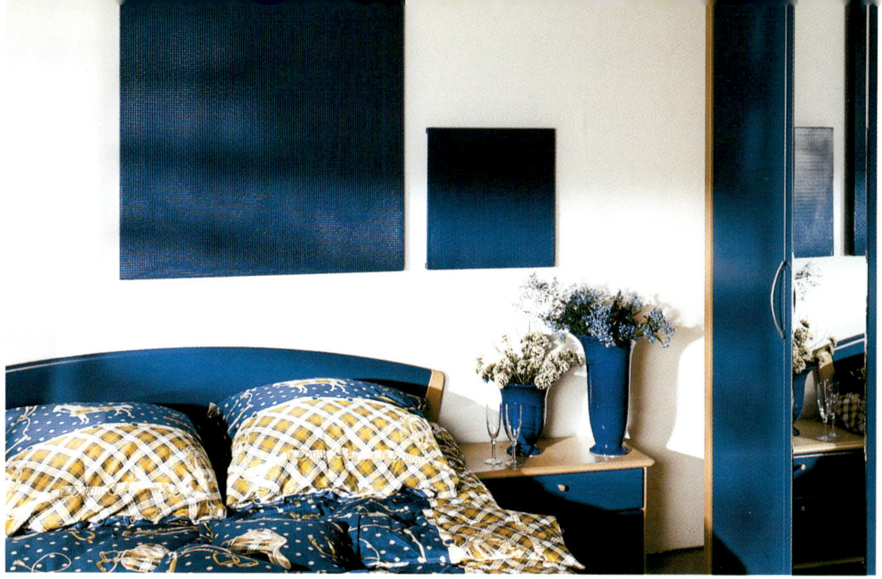

Abb. 43: Dekorative Raumluftmodule wurden speziell zur Reinigung der Luft entwickelt.

Die Ärzte sind überfordert. Für einen normalen Hausarzt ist es äußerst schwierig, eine Verbindung zwischen einer Schadstoffbelastung und den sehr unspezifischen Krankheitssymptomen herzustellen. Die Ursachen könnten theoretisch unterschiedlichster Natur sein. Viele Ärzte sind umweltmedizinisch nur mangelhaft ausgebildet und neigen deshalb dazu, die Krankheitssymptome ihrer Patienten herunterzuspielen oder auf psychische Störungen zurückzuführen.
Anita S. gibt ein Gutachten im Landeshygieneinstitut von Mecklenburg-Vorpommern in Auftrag. Schon seit gut 20 Jahren haben sich die Experten des Greifswalder Institutes auf Untersuchungen von Luftbelastungen in Innenräumen spezialisiert. Ihr Fazit: Die Raumluftbelastungen liegen ein Mehrfaches über den empfohlenen Konzentrationen. Ursache dafür sind vor allem Hochsieder, spezielle Lösemittel in Klebern, mit denen alle Teppiche im Haus von Anita S. verlegt sind. Weil die Kleber tief in den Estrich eindringen, muss dieser meist abgetragen werden.
Heute enthalten viele Kleber, Farben und Lacke Stoffe, die über Jahre hinweg ausgasen. Zudem werden Häuser aus Gründen der Energieeinsparung immer besser isoliert. Wenn nicht gelüftet wird, können die Schadstoffe nicht mehr entweichen und reichern sich an. „Langzeitemission" ist zu einem neuen Schlagwort unter Umweltmedizinern geworden.

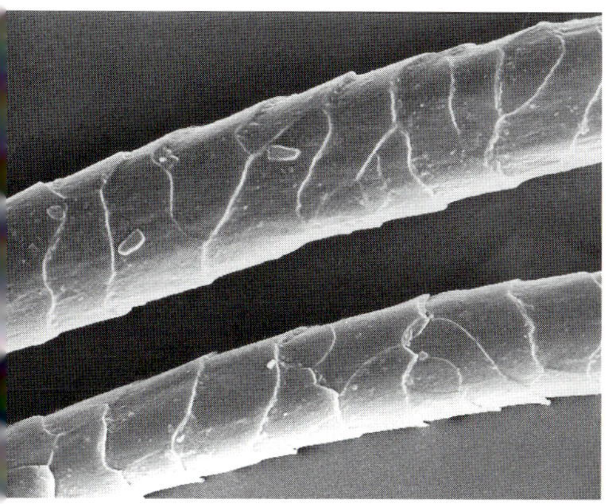

Abb. 42: Die Fasern der Schafwolle, hier unter dem Elektronenmiskroskop, können Luftschadstoffe binden.

Flauschiger Luftfilter: Schafwolle

Wolle ist ein wunderbar einfaches, umweltfreundliches und preiswertes Mittel, um die Luft im Schlafzimmer zu verbessern. Gabriele Wortmann, Chemikerin am Deutschen Wollforschungsinstitut in Aachen, beschäftigt sich schon seit Jahren intensiv mit Schafwolle als Absorber für Luftschadstoffe im Innenraum. Dennoch hinkt sie im Moment der Praxis hinterher. „Immer mehr Menschen probieren Schafwolle zu Hause einfach aus", sagt sie, „und das Tolle ist, dass sie damit Erfolg haben." Viele wissenschaftliche Beweise stehen noch aus, aber einige handfeste Belege für die hervorragende Wirkung dieser biologischen Luftfilter liegen auf dem Tisch: Sicher ist heute, dass Schafwolle Formaldehyd und andere chemische Substanzen aus der Stoffgruppe der Aldehyde sehr gut bindet. Genutzt werden die Bindungsstellen im Eiweiß der Wolle. Hier docken die Schadstoffe an und werden sogar unschädlich gemacht. Auch Geruchsstoffe, z. B. Tabakrauch,

werden von Schafwolle sehr gut aus der Luft gefiltert.
Die Wirkung des wolligen Filters ist so stark, dass er bereits im Sanierungsbereich eingesetzt wird. Eines der ersten Großprojekte war ein Kölner Kindergarten. Aus großflächig verbauten Spanplatten gaste dort Formaldehyd aus und belastete die Raumluft. Nach verschiedenen Sanierungsversuchen schienen nur der Abriss und Neubau zu bleiben. Die Kosten sollten bei 500 000 DM liegen. In letzter Sekunde wurde ein ungewöhnlicher Versuch unternommen: Ein Raum wurde großflächig mit Schafwollvliesen ausgekleidet. Das Ergebnis übertraf die kühnsten Erwartungen: Die Belastung sank in wenigen Tagen von 0,1 ppm auf unbedenkliche 0,04 ppm. Die Gesamtkosten der Schafwollsanierung betrugen gerade einmal 10 000 DM. Eine Nachmessung zwei Jahre nach der Sanierung ergab jetzt, dass die Konzentration von Formaldehyd noch immer im unbedenklichen Bereich liegt. Gabriele Wortmann ist zuversichtlich, dass auch andere Lösungsmittel, wie sie in Klebern, Farben und Lacken Verwendung finden, von Schafwolle absorbiert werden.

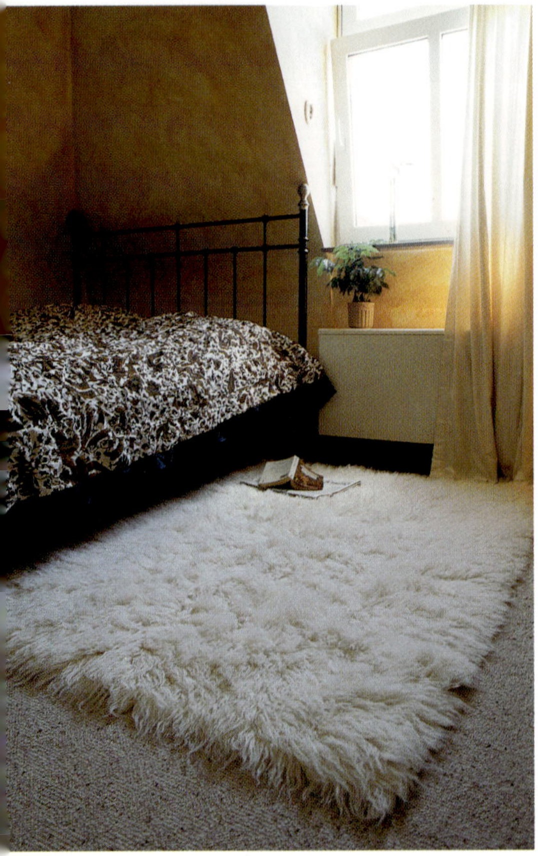

Die ersten Forschungsergebnisse haben international für Anerkennung und großes Interesse gesorgt. Deshalb möchten auch wir Ihnen raten, die geniale Fähigkeit der Wolle zur Vorsorge zu nutzen. Verwenden Sie jedoch ungefärbte Schafwolle, denn die Wissenschaftler müssen erst noch klären, inwieweit Farben die Bindungsstellen für die Schadstoffe blockieren.
Besonders bewährt hat sich Schafwolle bei Formaldehydbelastungen. Wissenschaftliche Hochrechnungen haben ergeben, dass Schafwolle Schadstoffe über einen Zeitraum von 30 Jahren binden kann. Dann ist das Material gesättigt und muss entsorgt werden. Diese Untersuchungen wurden bislang an Stickoxiden und Schwefeldioxid durchgeführt.

Abb. 44: Mit einfachen Mitteln, hier ein Flokati, können Sie die Raumluft in Ihrem Schlafzimmer verbessern.

Für präventive Maßnahmen zu Hause empfehlen wir Schafwollvliese, die speziell zur Filterung der Luft entwickelt wurden. Im Handel werden sie z. B. unter der Produktbezeichnung „amnos Raumluftmodule" angeboten. Die Palette dieser Module ist breit, sie können zwischen Raumteilern, modern gestalteten Aluminium- oder Eisengitterelementen und Bilderrahmen wählen. Um eine messbare Wirkung zu erzielen, z. B. bei Tabakgerüchen, empfiehlt die Firma eine Vliesgröße, die 5 % des Raumvolumens entspricht. Bei einem Raum von 50 m^3 Volumen (das entspricht z. B. einer Raumfläche von 20 m^2 bei einer Raumhöhe von 2,5 m) müsste das Vlies also mindestens 2,5 m^2 groß sein. Bei speziellen Geruchsproblemen sollten Sie sich individuell beraten lassen, denn je nach Art des Schadstoffes und Behandlung der Schafwolle nimmt sie die Schadstoffe besser oder schlechter auf. Informationen finden Sie auf der Homepage von amnos: **www.amnos.de**
Sie können sich aber auch selbst behelfen , indem Sie Schafwolle im Schlafzimmer großflächig einsetzen, z. B. als Teppiche wie Berber oder Flokati. Auch einfache Schaffelle können als Bettvorleger oder als Überwurf für einen Stuhl oder einen Sessel im Schlafzimmer dienen.
Falls Sie ernsthafte Probleme mit der Raumluft haben, sollten Sie aber auf jeden Fall gründlich sanieren.

Schlechter Schlaf durch Elektrosmog?

Unter Elektrosmog versteht man den Einfluss elektromagnetischer Kräfte, unterhalb der Wahrnehmungsschwelle, auf den Menschen. Ob diese Einflüsse, denen wir in unserem Alltag oder Berufsleben ausgesetzt sind, Auswirkungen auf unser Wohlbefinden oder unsere Gesundheit haben können, wird seit Jahren kontrovers und zum Teil dogmatisch diskutiert. Oft werden dabei Ursache und Wirkung durcheinander geworfen und das Ganze rutscht in die Esoterik ab. Unter anderem geht es auch darum, ob sich Elektrosmog auf die nächtliche Produktion des Hormons Melatonin auswirken und somit zu Schlafstörungen führen kann. Fakt ist, dass es bisher keine wissenschaftliche Untersuchung gibt, die den Zusammenhang zwischen Elektrosmog und Gesundheitsstörungen beim Menschen eindeutig und zweifelsfrei belegt. Das Gegenteil – die völlige Unbedenklichkeit – lässt sich aber ebensowenig bescheinigen.
Für alle diejenigen, die besonders vorsichtig sein wollen, hier ein paar Tipps, eventuelle Störquellen zu vermindern oder sogar zu beseitigen:

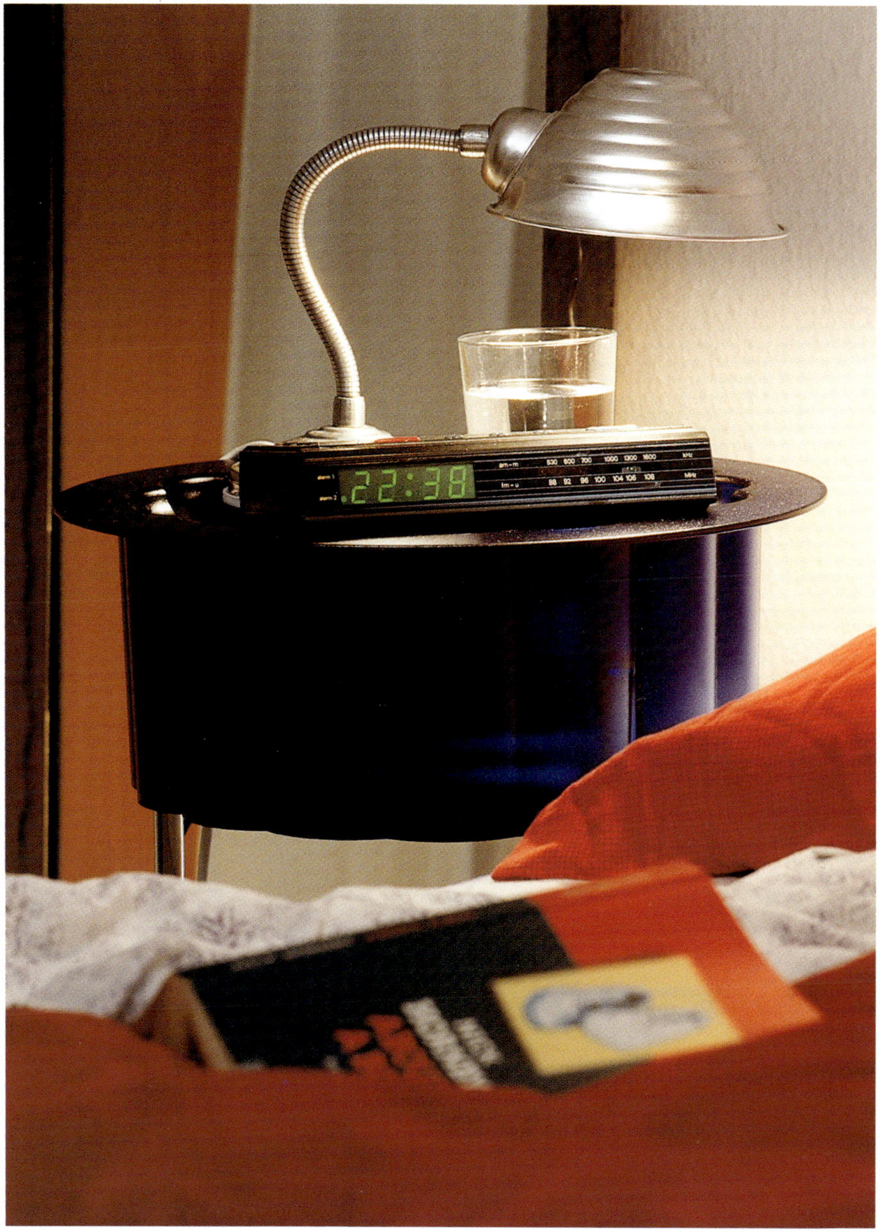

Abb. 45: Ein solcher Schlafplatz garantiert „Spannung" in der Nacht.

Was kann ich tun?

Ein magnetisches Feld besteht nur solange Strom fließt. Das gilt nicht für elektrische Spannung und das daraus entstehende elektrische Feld. Es bleibt auch dann bestehen, wenn das Gerät ausgeschaltet ist, der Stecker aber noch in der Steckdose steckt. Bei unseren üblichen 230 Volt ist dieses Feld allerdings bereits in geringem Abstand nur noch sehr schwach, denn sowohl das magnetische als auch das elektrische Feld nehmen quadratisch mit der Entfernung, also sehr rapide, ab. Deshalb reicht in der Regel ein Abstand von 0,5 – 1 m aus. Folgende Geräte können problematisch sein:

Heizdecke
Elektrische Heizdecken und -kissen erzeugen unter Umständen starke magnetische Felder – vor allem wenn man unmittelbar darauf oder darunter schläft. „Frostbeulen" sollten also lieber zur guten alten Wärmflasche greifen oder sich ein wärmendes Schaffell ins Bett legen. Sehr angenehm sind auch kleine mit Kirschkernen gefüllte Kissen, die es in mehreren Formen, z. B. auch als Nackenhörnchen, gibt. Sie sind nämlich leichter als eine Wärmflasche und nicht so starr. Man erwärmt sie einfach für zwei Minuten in der Mikrowelle bzw. etwa 10-15 Minuten im Backofen.
Die Kirschkerne speichern die Hitze sehr gut. Wer auf die Wärme aus der Steckdose nicht verzichten will, sollte die Decke zumindest vor dem zu Bett gehen ausschalten. Das empfiehlt sich unter Umständen ohnehin, um eine Überhitzung während der Nacht zu verhindern.

Radiowecker
Radiowecker erzeugen ein ziemlich starkes elektromagnetisches Feld. Das liegt vor allem an den in der Regel verwendeten Plastikgehäusen, die die Strahlung nicht abschirmen. Deshalb sollte man das Gerät in gebührendem Abstand (mindestens 1,5 m) vom Bett aufstellen.

Funktelefon
Funktelefone senden mit Hilfe von gepulsten, d. h. in winzigen Abständen unterbrochenen oder zerstückelten hochfrequenten Wellen. Während ältere schnurlose Telefone solche Wellen nur dann ausschicken, wenn auch telefoniert wird, sendet die Basisstation der modernen Geräte nach DECT-Standard (Digital European Cordless Telecommunication) ständig, um den Kontakt zum Telefon zu halten. Deshalb sind diese Telefone in letzter Zeit in die Kritik geraten. Die Strahlung, die diese Geräte absondern, ist jedoch sehr schwach. Wenn Sie vorsichtig sein wollen, sollten Sie die Basisstation nicht unbedingt neben dem Bett anbringen. Wenn Sie ein neues Telefon kaufen, sollten Sie sich außerdem informieren, welches Modell besonders strahlungsarm ist. Aber ganz ohne Hochfrequenz-Wellen kann man nun einmal nicht drahtlos telefonieren.

Babyphone
Die meisten Babyphone funktionieren wie ein Funkgerät, d. h. sie senden hochfrequente elektromagnetische Wellen aus. Deshalb sollte man den Sender möglichst nicht direkt am Babybettchen aufstellen, auch wenn das der Hersteller empfiehlt. Ein Mindestabstand von 1 m zum Kind sollte eingehalten werden. Aus eigener Erfahrung können wir bestätigen, dass auch in ausreichender Entfernung jeder „Mucks" zu hören ist.
Eine Alternative zu den funkenden Babyphonen sind solche, die über die Stromleitung funktionieren, d. h. keine Funkwellen aussenden. Man steckt Sender und Empfänger einfach in die Steckdose. Allerdings funktionieren diese nur innerhalb eines Stromkreises, d. h. wenn beide Steckdosen an der gleichen Sicherung hängen oder über die gleiche Phase gespeist werden.

Neuer Ratgeber

Die Arbeitsgemeinschaft der Verbraucher-Verbände (AgV) hat einen brandneuen Ratgeber zum Thema Elektrosmog herausgegeben. Sie können ihn für 5,- DM beim AgV-Broschürendienst, Postfach 1116, 59930 Olsberg, Tel.: 0 29 62/90 86 47, Fax: 0 29 62/90 86 49 anfordern.
Wer einen Internet-Zugang besitzt, kann sich auch dort unter **www.agv.de** informieren.

Netzfreischalter

Wer zu hundert Prozent auf Nummer Sicher gehen will, kann sich für etwa 50 DM einen Netzfreischalter zulegen. Dieser wird in den Sicherungskasten eingebaut und unterbricht die Leitung, sobald alle Stromverbraucher im Zimmer ausgeschaltet sind.

Achtung: Steht ein Radiowecker oder ein Gerät, das im Stand-by-Modus läuft, im Zimmer, funktioniert ein solcher Stecker nicht, denn solange ein Stromverbraucher eingeschaltet ist, bleiben die Leitungen unter Spannung.

Testgeräte

Testgeräte, mit denen Sie den Herstellern zufolge den Elektrosmog in Ihrer Wohnung oder am Arbeitsplatz messen können, werden in Elektrofachgeschäften und Baumärkten angeboten. Diese Geräte sind mit äußerster Vorsicht zu genießen. Zum einen weisen Sie in der Regel nur magnetische – keine elektrischen – Felder nach, was zum Teil nicht deutlich auf der Verpackung angegeben ist. Sie erkennen das an dem Hinweis, dass nur fließender Strom, also eingeschaltete Geräte, gemessen werden können. Ein elektrisches Feld bleibt aber auch bestehen, wenn das Gerät ausgeschaltet ist, aber nach wie vor unter Spannung steht, weil der Stecker noch in der Dose steckt. Zum anderen sind vor allem die Geräte unter 100 DM meist nur für Frequenzen von 50-60 Hertz ausgelegt, d. h. für normale Haushaltsgeräte. Computerbildschirme oder Handys lassen sich damit nicht untersuchen, da sie hochfrequente Wellen (ab ca. 30 000 Hertz) aussenden, mit denen die Testgeräte völlig überfordert sind. Aber auch bei den niedrigen Frequenzen sind die Messergebnisse oft ungenau. Die Zeitschrift „Öko-Test" hat vor einigen Jahren Elektrosmog-Testgeräte, deren Preise zwischen 50 und immerhin 1000 DM lagen, untersucht. Die Messergebnisse der getesteten Geräte wichen zum Teil über 50 % von den tatsächlichen Werten ab. Nur ein einziges Gerät schnitt gut ab. Der Nachteil: Es kostet um die 850 DM. Für diesen Betrag könnten Sie dann aber auch einen ausgebildeten Baubiologen mit der Messung beauftragen. Wesentlich billiger ist es, unsere Tipps zu beherzigen und mögliche Gefahrenquellen einfach zu beseitigen.

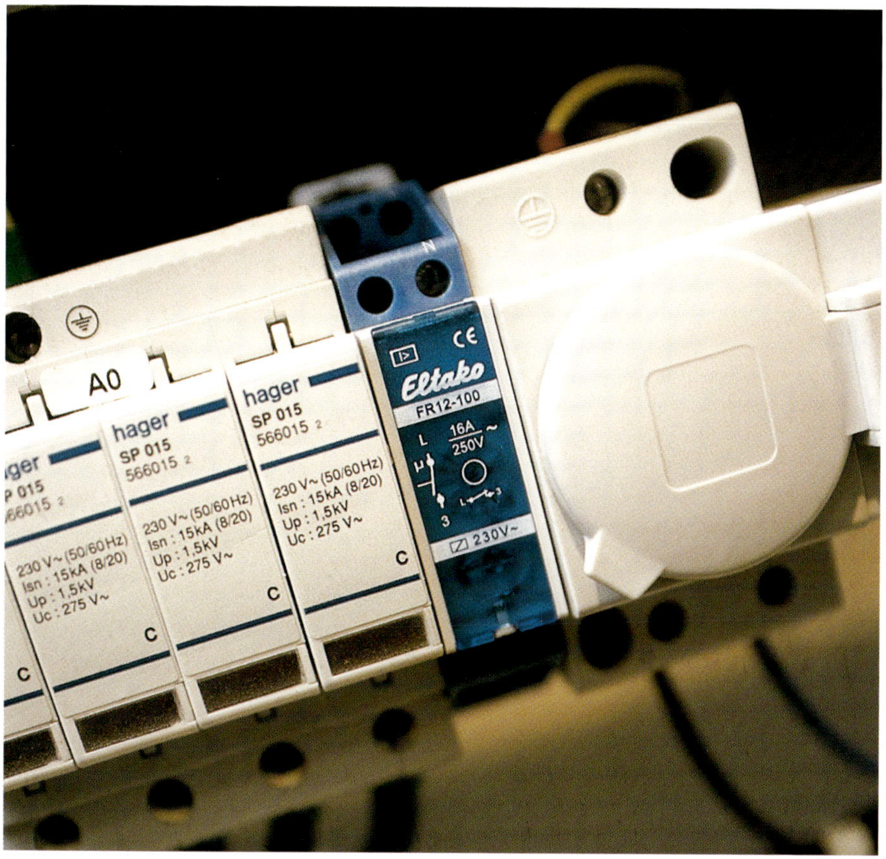

Abb. 46: Netzfreischalter (blau) werden in den Sicherungskasten eingebaut.

Wenn die Nacht zur Qual wird – Schlafstörungen

Wir tun schlechten Schlaf gern als Bagatelle ab. Dabei haben Schlafstörungen oft schlimme Folgen: Für unsere Gesundheit, für unser Zusammenleben und letztendlich auch für die Volkswirtschaft, denn übermüdete Menschen werden nicht nur häufiger krank, sondern verursachen auch mehr Unfälle im Straßenverkehr oder am Arbeitsplatz. Dabei sind sogar langfristige Schlafstörungen stark verbreitet. Jeder vierte Europäer leidet unter Ein- und Durchschlafstörungen, 10 % sind sogar behandlungsbedürftig. Erschreckend ist auch die Zahl der Kinder, die unter Schlafstörungen leiden. Internationalen Studien zufolge sind etwa 21-37 % der Sprösslinge betroffen. Da Schlafstörungen im Kindesalter zu seelischen und körperlichen Krankheitssymptomen, zu Wachstumsverzögerungen und sogar zu Schädigung von Herz und Lunge führen können, haben wir diesem Thema ein ganzes Kapitel gewidmet.

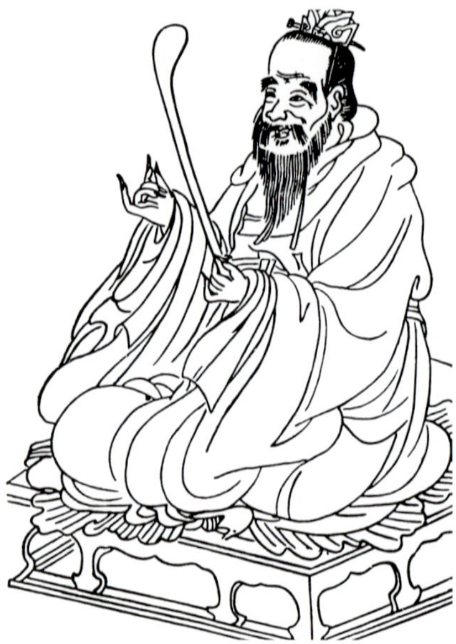

Abb. 47: „Wer unsere Träume stiehlt, gibt uns den Tod", sagte Konfuzius.

Schlafstörungen wirken sich massiv auf die Lebensfreude aus: Unausgeschlafen und ausgelaugt können Körper und Geist den kräftezehrenden Anforderungen eines ganz normalen Alltags nur mit Mühe und Not standhalten. Schlafgestörten fällt es auf Dauer auch schwer, die nötige Energie für die Pflege sozialer Kontakte aufzubringen.

„Dass man in den Bürostunden schläft, ist nur gerecht, schließlich ist man ja auch im Büro müde geworden."
(Hendrik Peeters)

Jeder von uns kennt Schlafmangel, denn es gibt im Leben zahlreiche Anlässe, die einem den Schlaf rauben, z. B. Liebeskummer, Prüfungsphasen und vor allem Nachwuchs, der die Nächte meist für eine geraume Zeit durcheinanderbringt. Doch viele Menschen können gar nicht ohne weiteres beurteilen, ob ihre Schlafqualität gut oder eher schlecht ist. Noch viel schwerer tun wir uns bei der Frage, ob wir unter echten Schlafstörungen leiden oder nicht und ob wir diese mit kleinen Tipps und Tricks selbst in den Griff bekommen können oder ob fachliche Unterstützung nötig ist.

Kurz vor Fertigstellung dieses Buchs fand in Bonn ein Symposium unter dem Titel „Tag des Schlafs" statt. Dort wurde ein gut aufbereiteter Fragekatalog ausgegeben, mit dem Sie selbst überprüfen können, wie es um Ihre Schlafqualität bestellt ist:

Auswertung:
Zählen Sie Ihre Punktzahlen der Fragen A bis F zusammen.

- Beträgt die Summe zwischen 6 und 10, haben Sie einen guten Schlaf.
- Beträgt die Summe zwischen 11 und 15, haben Sie einen durchschnittlichen Schlaf.
- Beträgt die Summe zwischen 16 und 30, haben Sie einen schlechten Schlaf.

Wenn Sie schnell einschlafen und gut durchschlafen, können Sie wirklich zufrieden sein: Sie haben einen guten Schlaf. Sie werden dann auch am nächsten Tag sicher erholt und fit sein.
Das trifft aber nur für 50 % der Bevölkerung zu. Die andere Hälfte hat einen schlechten Schlaf. Diese Menschen schlafen entweder schlecht ein, werden zwischendurch wach oder fühlen sich morgens nicht fit. Nur die Hälfte der Menschen mit schlechtem Schlaf leidet jedoch unter einer ernsthaften Schlafstörung.

Wie gut schlafen Sie? – Test zur Schlafqualität	
A: Sind Sie abends vor dem zu Bett gehen müde?	
Ja, sehr	2
Ja	1
Nein	2
Eher wach	5
B: Wie lange brauchen Sie zum Einschlafen?	
Ich schlafe sofort ein	1
Länger als 10 Minuten	2
Länger als 30 Minuten	5
C: Können Sie nachts durchschlafen?	
Ja	1
Ich werde gelegentlich wach	2
Ich liege lange Zeit wach	4
Ich kann gar nicht mehr einschlafen	5
D: Werden Sie morgens zur gewünschten Zeit wach?	
Viel zu früh (mehr als 60 Minuten)	4
Etwas früher (bis 60 Minuten)	2
Genau richtig	1
Es fällt mir nicht leicht	2
Es fällt mir sehr schwer	5
E: Wann fühlen Sie sich nach dem Erwachen munter?	
Sofort	1
Nach 10 Minuten	2
Nach dem Frühstück	3
Erst gegen Mittag	5
F: Im Tagesverlauf . . .	
. . . bin ich durchgehend fit	1
. . . habe ich ein leichtes Mittagstief	2
. . . habe ich ein deutliches Mittagstief	3
. . . bin ich häufig müde	5
. . . werde ich am frühen Abend müde	4
Summe:	

Testen Sie, ob Sie unter Schlafstörungen leiden	
G: Brauchen Sie beim Einschlafen länger als 1 Stunde?	
Ja	1
Nein	0
H: Liegen Sie nachts lange wach und können nicht einschlafen?	
Ja	1
Nein	0
I: Werden Sie morgens viel zu früh wach?	
Ja	1
Nein	0
J: Sind Sie tagsüber sehr müde oder fühlen sich sonstwie unwohl?	
Ja	1
Ich schlafe sogar gelegentlich ungewollt ein	3
Nein	0
K: Schnarchen Sie nachts?	
Ja	1
Es wurden schon Atemstillstände beobachtet	3
Nein	0
Summe:	

Auswertung:
Zählen Sie Ihre Punktzahlen der Fragen G bis K zusammen:

- Haben Sie weniger als 2 Punkte, leiden Sie nicht unter Schlafstörungen.
- Haben Sie 2 Punkte oder mehr und leiden Sie schon länger unter diesen Symptomen, so liegt der Verdacht auf eine behandlungsbedürftige Schlafstörung nahe. Ob es sich tatsächlich um eine krankhafte Schlafstörung handelt, kann allerdings nur ein Arzt entscheiden. Vor allem bei 4 Punkten und mehr sollten Sie auf jeden Fall Ihren Arzt aufsuchen, der Sie dann evtl. an einen Schlafspezialisten oder ein Schlafmedizinisches Zentrum überweist.

Noch eine abschließende Bemerkung: Dieser Fragebogen soll Ihnen einen Hinweis darauf geben, ob Sie bezüglich Ihres Schlafs einen Arzt aufsuchen sollten. Er ersetzt auf keinen Fall die ärztliche Diagnose. Sollten Sie weiterhin trotz eines positiven Ergebnisses den Verdacht haben, unter einer Schlafstörung zu leiden, suchen Sie bitte einen Arzt auf.
(Quelle: Tag des Schlafs, Bonn 2000)

Ursachen für schlechten Schlaf – eine Checkliste

- psychische Belastungen wie Einsamkeit, Ängste, Familienprobleme, berufliche Belastung oder Konflikte;
- Überreizung durch zu langes und hartes Arbeiten;
- massiver Fernsehkonsum;
- unregelmäßige Schlafenszeiten, etwa durch Schichtarbeit oder Fernreisen;
- zu warmer Schlafraum;
- Schnarchen des Partners;
- zu lautes oder zu helles Schlafzimmer;
- zu weiche oder zu harte Matratze;
- zu schwere Bettdecke;
- Bewegungsmangel;
- zu schweres Essen;
- Übergewicht;
- Apnoe;
- Nebenwirkungen von Medikamenten;
- Missbrauch von Schlaftabletten;
- übermäßiger Genuss von Alkohol;
- organische Erkrankungen, Schmerzen;
- psychische Erkrankungen, z. B. Depressionen.

Wer schlecht schläft, lebt gefährlich

„Gebt den Leuten mehr Schlaf – und sie werden wacher sein, wenn sie wach sind.“
(Kurt Tucholsky)

„Die Analyse größerer Katastrophen zeigt, dass erstaunlich oft Übermüdung Ursache war. Immer mehr wird von den Menschen kontinuierliche Leistung erwartet, so dass diese auch arbeiten, wenn sie eigentlich zu müde sind“, erläutert Dr. Jürgen Zulley, und er weiß, wovon er spricht. Zulley ist Vorstandsmitglied der Deutschen Gesellschaft für Schlafmedizin. Er machte in einem Vortrag am „Tag des Schlafs“ die Bevölkerung eindringlich auf die Gefahren durch schlechten Schlaf aufmerksam. „Die Katastrophe im Atomreaktor in Tschernobyl wurde durch Fehler des Wartungspersonals nach stundenlangem Dienst am frühen Morgen verursacht“, sagt er. Doch nicht nur der Unfall in Tschernobyl, auch das Tankerunglück der „Exxon Valdez“, der gefährliche Störfall des Atomreaktors „Three Mile Island“ sowie der Absturz der Raumfähre „Challenger“ ereigneten sich allesamt in der Nacht oder in den frühen Morgenstunden und waren nach Einschätzung von Experten auf übermüdetes Personal zurückzuführen. Zu ähnlichen Ergebnissen kommt auch eine Studie aus dem Jahr 1991 in Bayern. Danach ist Einschlafen am Steuer die Ursache für 24 % der tödlichen Autobahnunfälle.

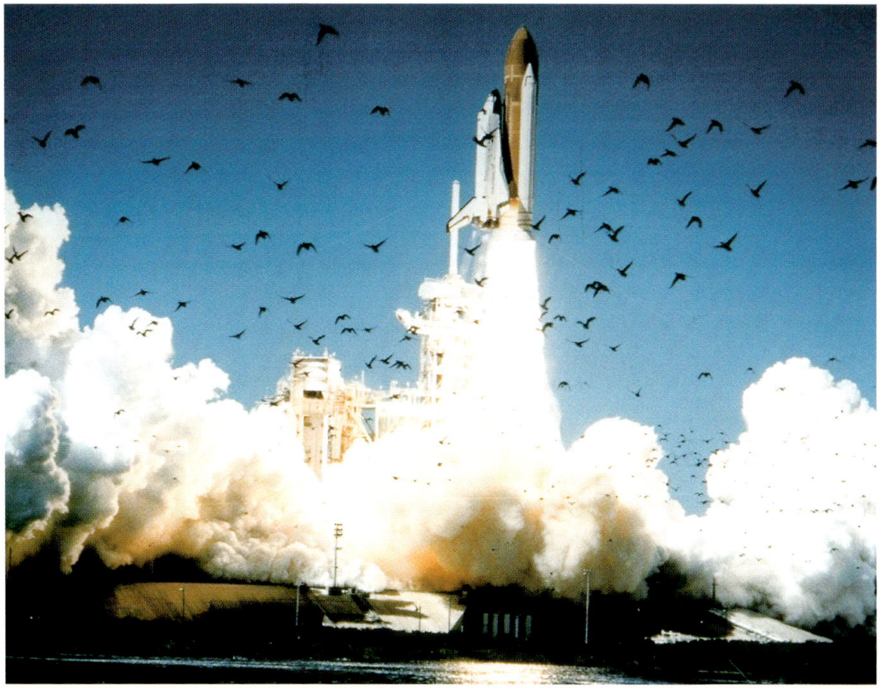

Im September 1994 tagte in Stockholm eine internationale Konferenz zum Thema „Arbeitszeiten, Übermüdung und Unfälle“. Die dort versammelten Wissenschaftler verabschiedeten zum Schluss eine Konsenserklärung, in der unter anderem zu lesen ist: „Zwischen Mitternacht und 6 Uhr morgens steigt das Risiko für Straßenverkehrsunfälle mit tödlichem Ausgang deutlich an. Die derzeitige Unfallberichterstattung unterschätzt höchstwahrscheinlich, wie häufig Verkehrsunfälle auf Einschlafen zurückzuführen sind.“

Abb. 48: Viele schwere Unfälle passieren nachts, wenn die Menschen übermüdet sind. Die Raumfähre „Challenger“ bei ihrem Start am 28. Januar 1986, wenige Sekunden, bevor sie explodierte. Alle sieben Besatzungsmitglieder kamen bei der bisher schwersten Raumfahrt-Katastrophe ums Leben.

Noch schlimmer als auf der Straße sieht es in der Industrie aus. Hier werden 41 % aller Unfälle auf Übermüdung zurückgeführt. In Deutschland rechnen Experten mit ca. 20 Milliarden DM Folgekosten pro Jahr für übermüdungsbedingte Unfälle. Überlegen Sie es sich also gut, ob es sich wirklich lohnt, beim nächsten Urlaub um 3 Uhr morgens loszufahren. Denn auch Vorschlafen funktioniert nur bedingt, und unsere innere Uhr, die auf Schlafen eingestellt ist, lässt sich weder durch starken Kaffee noch durch Vorfreude auf die verdienten Ferien beeindrucken.

Schlafmangel macht krank

Schlafstörungen machen krank. Statistiken belegen, dass Schlafgestörte öfter einen Arzt aufsuchen und häufiger im Krankenhaus behandelt werden müssen. In der Arbeitsunfähigkeitsstatistik belegen sie sogar den zweiten Platz. In den USA hat die amerikanische Gesellschaft für Krebserkrankungen (American Cancer Society) in einer Studie herausgefunden, dass koronare Herzerkrankungen, Schlaganfälle und sogar Krebs bei Kurzschläfern gehäuft auftreten. Bislang gibt es noch wenig genaue Erklärungsansätze für diese Beobachtungen. Für die Krebserkrankungen könnten Störungen des Immunsystems durch mangelnden Schlaf ein Grund sein.
Manchmal ist es aber auch sehr schwierig herauszufinden, was zuerst da war, die Henne oder das Ei – die Schlafstörung oder die Erkrankung. Sicher ist jedenfalls, dass bei älteren Menschen Krankheiten wie Krebs, Depressionen, Herz-Kreislauf-Erkrankungen und Diabetes verstärkt mit Schlafstörungen einhergehen.
In den 50er Jahren führte eine amerikanische Krebsforschungsgesellschaft eine Studie durch: Mehr als eine Million Amerikaner wurden u. a. nach körperlicher Bewegung, Ernährung, Rauchen und Schlafgewohnheiten befragt. Sechs Jahre später ergab eine Wiederholung der Umfrage, dass sich die Schlafdauer scheinbar auf die Sterblichkeit auswirkte. In sämtlichen Altersstufen lagen die höchsten Sterblichkeitsraten bei jenen, die weniger als vier Stunden oder mehr als neun Stunden schliefen. Die niedrigste Sterblichkeit zeigten jene, die gewöhnlich acht Stunden schliefen. Eine eingeschränkte Nacherhebung neun Jahre später kam zu ähnlichen Ergebnissen.
Keine der Studien beweist im Einzelfall den Zusammenhang zwischen Schlafdauer und Lebenszeit, obwohl die Ergebnisse darauf hindeuten.
Wir von der Hobbythek sind der Ansicht, dass Sie selbst auf Ihren Körper hören sollten, um herauszufinden, ob Sie zuviel, zu wenig oder gerade richtig schlafen. Wer morgens frisch ist, sich ausgeschlafen fühlt und auch sonst nicht über Schlafprobleme klagen kann, hat seine richtige Schlafdauer gefunden. Dabei ist es egal, ob er täglich sechs oder neun Stunden schläft.

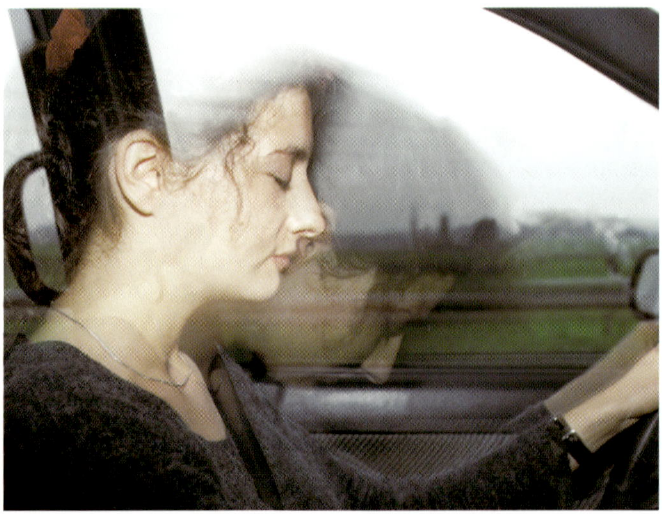

Abb. 49: Zwischen Mitternacht und sechs Uhr morgens steigt das Risiko für schwere Unfälle stark an.

Was unseren Schlaf stören kann

Wenn Sie unter einer Schlafstörung leiden, müssen Sie mit Ihrem Arzt herausfinden, um welche Schlafstörung es sich handelt. Das ist wichtig, weil nur eine genaue Diagnose auch eine gezielte Therapie ermöglicht.

International haben sich Schlafmediziner auf die Definition von 88 unterschiedlichen Krankheitsbildern geeinigt. Ein medizinischer Diagnosen-Dschungel, durch den kein Laie mehr findet. Deshalb möchten wir auch an dieser Stelle nochmals dringend raten, sich bei ernsthaften Schlafstörungen in qualifizierte Hände zu begeben.
Ärzte bedienen sich eines groben Rasters. Damit auch Sie einen Einblick bekommen, haben wir im Folgenden die wichtigsten Kategorien zusammengestellt:

Klassische Schlafstörungen – Insomnien

Klaus P. hat Sorgen. Schon seit Jahren geht es mit seinem Geschäft bergab. Dabei haben seine beiden Töchter gerade erst mit dem Studium begonnen. Es ist 11 Uhr abends. Klaus P. liegt schon seit einer halben Stunde wach im Bett. Obgleich er müde und geschafft ist, will der Schlaf einfach nicht kommen. In seinem Kopf rauschen die Gedanken. Gegen Mitternacht schläft er endlich ein. Doch schon nach zwei Stunden schaut er wieder auf die Uhr. Klaus P. grübelt über die Zukunft seiner beiden Töchter nach. Vielleicht könnten sie an den Wochenenden und in den Semesterferien im Geschäft aushelfen, das würde die Kosten senken und helfen, ihre Ausbildungen zu sichern. Stundenlang wälzt sich Klaus P. von der einen Seite auf die andere. Erst gegen 4 Uhr schläft er erschöpft wieder ein. Am nächsten Morgen fühlt er sich wie erschlagen, doch tagsüber hat er keine Zeit zum Ausruhen, die Arbeit ruft.
Klaus P. ist ein typischer Insomniker. Unter dem Begriff der Insomnien fasst man Störungen des Ein- und Durchschlafens zusammen. Wissenschaftler sprechen von Einschlafstörungen, wenn man länger als 30 Minuten zum Einschlafen braucht, und von Durchschlafstörungen, wenn man nachts aufwacht und dann länger als 30 Minuten wachliegt. Gefährlich wird es, wenn die Störungen mehrere Tage in der Woche auftreten und über Monate andauern.

Streng genommen bedeutet Insomnie soviel wie „kein Schlaf". Tatsächlich bilden sich viele Betroffene ein, keinen oder fast keinen Schlaf gefunden zu haben. Fast immer erliegen sie dabei einer groben Fehleinschätzung, denn während wir die Wachzeiten intensiv und vor allem quälend erleben, vergehen die Schlafzeiten ja unbewusst und deshalb wie im Flug. Medizinisch wesentlich häufiger ist deshalb eine so genannte Hyposomnie, also chronischer Schlafmangel (nicht zu verwechseln mit der „Hypersomnie", *siehe Seite 75*). Auch wenn der Arzt bei Ihnen eine „Insomnie" diagnostiziert, meint er – streng genommen – sicher eine Hyposomnie.
Die Ursachen für Ein- und Durchschlafstörungen sind unterschiedlichster Natur. Schon Lärm oder zu helles Licht können zum Schlaffeind werden. Sehr verbreitet sind auch psychologische Schlafhemmnisse wie Ärger oder Stress. Die Einnahme von Medikamenten, z. B. Appetitzügler, Kaffee, Alkohol oder Nikotin wirkt sich oft schlafstörend aus und zählt deshalb mit zu den wichtigen Ursachen von Schlafmangel. Aber natürlich gibt es noch zahlreiche andere Ursachen, und zum Teil liegen diese noch völlig im Dunkeln, d. h. eine wissenschaftliche Klärung steht noch aus.
Gelegentlich wird der Hausarzt sogar dazu raten, einen Neurologen oder Psychotherapeuten aufzusuchen, denn Insomnien sind oft ein erstes deutliches Symptom für seelische Erkrankungen. Auch Auswertungen eines Schlaf-EEGs können hier bei der richtigen Diagnose helfen. So ist bei depressiven Patienten die Zeit zwischen dem Einschlafen und der ersten REM-Phase verkürzt. Zudem treten häufige Schlafunterbrechungen mit langen Wachphasen auf.

Gerade Ein- und Durchschlafstörungen können oft mit einfachen Mitteln gelindert oder sogar behoben werden. Lesen Sie dazu unsere „Selbsthilfe-Tipps" auf *Seite 87*. Außerdem sollten Sie mit Ihrem Arzt sprechen, ob für Sie nicht eine Kernschlaf-Therapie in Frage kommt: Wissenschaftler am psychologischen Institut der Westfälischen Wilhelms-Universität in Münster haben dieses Schlafprogramm speziell gegen psychisch bedingte Schlafstörungen entwickelt, das den Betroffenen die Angst vor dem Bett nehmen soll. Um sie müde zu machen, verbieten sie ihren Patienten regelrecht das Schlafen. Wenn diese dann nichts sehnlicher wünschen, als in Ruhe ins Bett gehen zu dürfen, ist der Teufelskreis durchbrochen. Um dieses Ziel zu erreichen, werden feste „Schlaffenster" vereinbart. Anfangs dürfen die Patienten nur etwa fünf Stunden ins Bett, egal ob sie müde sind oder nicht. Nach und nach wird ihnen dann erlaubt, länger zu schlafen.

Druck auf die Blase

Der stärkste nächtliche Weckreiz ist eine volle Blase – zum Glück, denn sonst müssten wir morgens häufiger nächtliche Malheurchen beseitigen. Bei Kindern funktioniert dieser Schutzmechanismus noch nicht so zuverlässig – bei älteren Menschen dagegen meldet sich die Blase oft schon sehr früh, und zwar mehrmals in der Nacht. So kann der dauernde Harndrang zu einem echten Schlafhemmnis werden. Ähnliche Probleme haben auch Schwangere; gerade in den letzten Monaten der Schwangerschaft, wenn es im Bauch schon recht eng geworden ist und das Kind auf die Blase „drückt". Um die nächtliche Rennerei einzuschränken, sollten Sie das letzte Getränk mindestens eine halbe Stunde vor dem Schlafengehen zu sich nehmen, damit der Körper Zeit hat, die Flüssigkeit wieder auszuscheiden. Sorgen Sie dann allerdings dafür, dass Sie tagsüber ausreichend trinken (etwa 2 l) – vor allem in den Morgenstunden. Gegen Abend ist es ratsam, die Flüssigkeitszufuhr langsam zu reduzieren.

Chronische Schmerzen – schlechter Schlaf: ein Teufelskreis

Als wir mit der Recherche zu diesem Buch begannen, kamen wir auch mit Experten vom Schmerztherapiezentrum in Düsseldorf in Kontakt. Dort erfuhren wir Erschreckendes:
Sieben Millionen Deutsche leiden unter chronischen Schmerzen, und nur 10 % von ihnen werden derzeit medizinisch angemessen betreut. Wer aber ständig unter Schmerzen leidet, kann nicht schlafen. Wer nicht richtig schlafen kann, verliert seine Kraft. Je schwächer der Patient wird, desto mehr leidet er unter Schmerzen: ein Teufelskreis.
1998 wurden in einer amerikanischen Studie Patienten mit chronischen Spannungskopfschmerzen untersucht. 70 % der Betroffenen können nicht richtig schlafen, sind chronisch müde oder haben Angststörungen.
Im Schmerztherapiezentrum Düsseldorf ist man überzeugt, dass den meisten Patienten der Schmerz genommen werden kann. Dazu werden hier alle Behandlungsmethoden ausgeschöpft, von der klassischen Schulmedizin bis zu den Naturheilverfahren; Homöopathie, Atemtherapie und Psychotherapie eingeschlossen. Eine frühzeitige Behandlung kann vor allem verhindern, dass Schmerzen chronisch werden, denn unser Körper merkt sich jeden Schmerzreiz und speichert diese Information im Schmerzgedächtnis ab. Mit der Zeit tritt der Schmerz auch dann auf, wenn er gar nicht mehr ausgelöst worden ist. Aber auch wenn sie bereits chronisch sind, kann die richtige Therapie die Schmerzen lindern. Sogar Menschen, die unter unerträglichen Schmerzen leiden, wie etwa Krebspatienten, kann in 90 – 95 % aller Fälle mit Schmerzmitteln wie Opiaten wirkungsvoll geholfen werden.
Obwohl Wissenschaftler über Schmerzentstehung und -behandlung sehr gut Bescheid wissen, hält sich in der Öffentlichkeit und sogar unter Ärzten die katastrophale Meinung, dass Schmerzen dazu da sind, ausgehalten zu werden. Nach dem Motto „Indianer kennen keinen Schmerz" müssen selbst Kinder oft genug schmerzhafte Behandlungen ertragen – ein echter Skandal.
Seien Sie gewiss, Schmerzen sind ausschließlich dazu da, beseitigt zu werden. Nur dann haben Sie auch eine Chance, wieder gut durchzuschlafen. Und nur so können Sie zu einer besseren Lebensqualität zurückfinden. Deshalb möchten wir Ihnen dringend ans Herz legen: Suchen Sie sich einen Spezialisten, der Ihre Schmerzen ernst nimmt und der sich darauf versteht, diese zu lindern oder gar zu heilen. Unterstützung erhalten Sie an folgenden Stellen:

Deutsche Schmerzliga e.V.
Hainstr. 2
61476 Kronberg
Telefon: 07 00/3 75 37 53 75
www.dsl-ev.de

Bundesverband
Deutsche Schmerzhilfe e.V.
Sietwende 20
21720 Grünendeich
Tel. 0 41 42/81 04 34
Fax. 0 41 42/81 04 35

Am Tag todmüde – Hypersomnien

Hypersomnie

Das Wort Hypersomnie leitet sich von dem griechischen Wort *„hyper“*, was soviel bedeutet wie „über ein bestimmtes Maß hinausgehend“, und dem lateinischen Wort *„somnus“*, „Schlaf“, ab.

Erst vor kurzem bin ich zusammen mit der Freundin meiner Tochter und ihrem Vater zu einem Vortrag gegangen. Die Veranstaltung fand in einem Saal statt, der wegen seines Mobiliars stark an einen Hörsaal erinnerte. Umso spaßiger fand ich es, dass der Vater schon nach wenigen Minuten des eigentlich sehr spannenden Vortrags eingenickt war. Ganz offensichtlich leidet er unter Hypersomnie, also erhöhter Einschlafneigung am Tag, denn ich habe ähnliche Situationen bei ihm schon häufiger erlebt. Für mich war die Begebenheit amüsant, die Betroffenen sehen das natürlich ganz anders. Den meisten ist ihre abnorme Tagesschläfrigkeit höchst peinlich, zumal sie sich die Situation, in denen „es mit ihnen geschieht“, nicht aussuchen können. So kann es passieren, dass sie bei Freunden am Kaffeetisch oder gar am Arbeitsplatz einnicken. Lebensgefährlich wird es dann, wenn Hypersomniker am Lenkrad eines Autos oder in anderen gefahrenträchtigen Situationen von einer Schlafattacke überfallen werden.

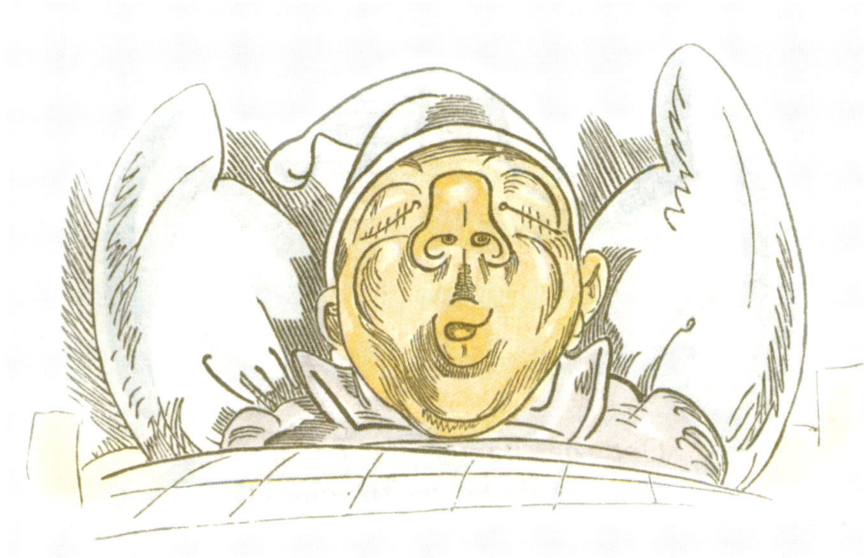

Abb. 50: Schnarchen kann ein Zeichen für ein Schlaf-Apnoe-Syndrom sein.

Ärzte stellen in Fällen von extremer Tagesmüdigkeit auch die Diagnose „EDS-Syndrom“. Das ist ein anderer Ausdruck für diese Erkrankungsform. EDS steht für exzessive diurale (Tages-) Schläfrigkeit und ist somit ein Synonym für Hypersomnie.
Zu den bekanntesten und wichtigsten Formen des EDS-Syndroms zählen das Schlaf-Apnoe-Syndrom, die Narkolepsie und das Restless-legs-Syndrom.

Wenn der Atem aussetzt – das Schlaf-Apnoe-Syndrom

Viele Apnoe-Patienten wissen gar nicht, was sich nachts mit ihnen abspielt, dass ihnen nämlich in jeder Nacht rund 100-500-mal der Atem stockt. Manchmal nur einen Augenblick lang, ein anderes Mal bis zu drei Minuten. Meistens werden die Schläfer dabei noch nicht einmal wach, und trotzdem ist ihr Schlaf ganz erheblich gestört. Außerdem können durch Apnoe Folgeerkrankungen wie Bluthochdruck oder Herzrhythmusstörungen ausgelöst werden; auch das Risiko für einen Herzinfarkt oder einen Schlaganfall steigt.

Etwa 10 % aller Schlafstörungen gehen auf das Konto des Schlaf-Apnoe-Syndroms (SAS), damit ist es eine der häufigsten Schlafstörungen überhaupt. Männer sind weitaus öfter betroffen als Frauen und ältere Menschen mehr als jüngere. Grob unterscheidet man zwischen zwei Formen des SAS. Bei der seltenen, der zentralen Apnoe wird der Atemstillstand durch eine Fehlsteuerung im Hirn ausgelöst. Bei der zweiten Form, der obstruktiven Schlaf-Apnoe, ist Schnarchen für die Atemaussetzer verantwortlich. Häufig vermischen sich die beiden Formen der Apnoe.
Je stärker und lauter geschnarcht wird, desto größer die Gefahr, von einer obstruktiven Apnoe betroffen zu sein. Das ist auch logisch, denn generell ist das Schnarchen ein Signal für die Bemühungen des Körpers, durch die verengten Atemwege Luft zu holen.
Beim Schnarchen geraten die Weichteile im Rachen durch das ständige Ein- und Ausatmen in Schwingung. Die Zunge wiederum, im Tiefschlaf völlig erschlafft, rutscht bei jedem Schnarcher ein Stückchen tiefer, bis sie schließlich mit den anderen Weichteilen den Rachenraum verschließt (Verschluss = Obstruktion) und die Luftröhre blockiert. Jetzt setzt der Atem aus, die Apnoe beginnt. Das Hirn schlägt Alarm, weil es nicht genügend Sauerstoff bekommt. Dadurch wird der Schnarcher aus dem Tiefschlaf gerissen. Der Muskeltonus steigt an, die Zunge hebt sich und die Luft kann wieder frei durch die Atemwege strömen. Der Partner kann diesen Ablauf daran erkennen, dass das Schnarchen einen Moment vollkommen aussetzt, um dann – je nach Länge des Atemaussetzers – mit einem besonders lauten Schnarcher wieder von vorne zu beginnen.
Oft liegt die Ursache für eine Schlaf-Apnoe schlicht in zu hohem Körpergewicht. Betroffene könnten dann die Beschwerden durch Gewichtsabnahme beseitigen. Wissenschaftler haben außerdem herausgefunden, dass regelmäßiges körperliches Training die Anzahl der Atemaussetzer in der Nacht deutlich messbar verringern kann.

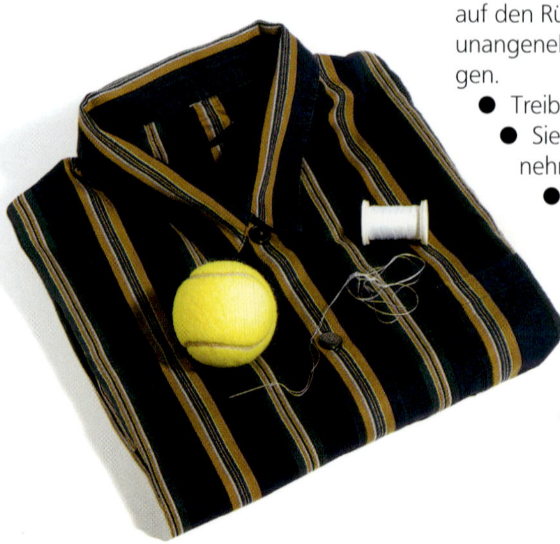

Abb. 51: Mit einem Trick können Sie sich im Schlaf überlisten: Nähen Sie einfach eine kleine Tasche auf den Rücken Ihres Pyjamas und stecken Sie einen kleine Ball hinein. Der unangenehme Druck wird Sie davon abhalten, sich auf den Rücken zu legen.

Warnzeichen des Körpers

- starkes Schnarchen;
- häufige Atempausen während des Schlafs;
- plötzliches Erwachen, möglicherweise mit Herzrhythmusstörungen;
- morgendliche dumpfe Kopfschmerzen;
- übermäßige Tagesmüdigkeit;
- Konzentrations- und Merkfähigkeitsstörungen;
- depressive Verstimmungen;
- gesteigerte Reizbarkeit;
- Abnahme der sexuellen Lust.

Was kann ich tun?

- Schlafen Sie auf der Seite oder auf dem Bauch, denn in der Rückenlage fallen die Weichteile im Rachen schneller zusammen.

Tipp: Nähen Sie eine kleine Tasche auf den Rücken des Pyjamas und stecken Sie einen kleinen Ball, z. B. einen Tischtennis- oder Tennisball, hinein. Gegebenenfalls können Sie auch einen Schlafanzug, der vorne zuknöpfbare Taschen hat, verkehrt herum anziehen. Sollten Sie sich im Schlaf auf den Rücken legen wollen, wird der unangenehme Druck Sie davon abbringen.

- Treiben Sie regelmäßig Sport!
- Sie haben Übergewicht? Dann nehmen Sie ab!
- Geben Sie das Rauchen auf! Raucher leiden unter Sauerstoffmangel, der durch die Apnoe noch verstärkt wird.
- Trinken Sie vor dem Schlafengehen keinen Alkohol.

Big Brother im Schlafzimmer

Wenn Sie den Verdacht haben, unter Apnoe zu leiden, aber nicht gleich eine Nacht im Schlaflabor verbringen möchten, dann spielen Sie doch einfach mal Big Brother und stellen eine Kamera oder notfalls auch einen einfachen Kasettenrekorder mit Mikrofon im Schlafzimmer auf. Damit können Sie Ihren Schlaf überwachen und am nächsten Tag kontrollieren, ob Ihr Atem während der Nacht ausgesetzt hat. Eine andere Alternative zur Videokamera ist eine preiswerte Überwachungskamera, die an den Videorekorder angeschlossen werden kann. Wer etwas technisches Geschick und einen Lötkolben besitzt, kann sich einen entsprechenden Bausatz mit Bauanleitung für etwa 50 DM in guten Elektronikfachgeschäften kaufen. Für alle anderen gibt es die Kamera fertig montiert für ca. 200 DM. Man kann sie dann später z. B. zur Grundstücksüberwachung o.ä. einsetzen. Vorteil dieser Kamera: Sie ist besonders lichtempfindlich, d. h. eine ganz schwache oder gedimmte Lampe reicht für die Aufnahme aus. Am besten, Sie programmieren die Kamera so, dass Sie ca. eine Stunde nach dem zu Bett gehen anspringt und ca. 1,5 – 2 Stunden lang aufnimmt. Sie können dann relativ sicher sein, dass evtl. Atemaussetzer aufgenommen werden, denn bei Apnoikern kommt dieses Luftschnappen über die ganze Nacht verteilt vor, und zwar recht häufig. Wenn Sie auf diese Weise feststellen, dass Sie tatsächlich nachts unter Atemnot leiden, sollten Sie auf jeden Fall ein Schlaflabor (*Adressen siehe Seite 10*) aufsuchen und sich näher untersuchen lassen. Wenn Sie keine Kamera besitzen und sich auch keine anschaffen möchten, können Sie sich statt dessen ein entsprechendes tragbares Messgerät bei Ihrem HNO-Arzt oder auch bei manchen praktischen Ärzten ausleihen. Es funktioniert in etwa wie ein Langzeit-EKG, d. h., der Arzt befestigt mit einem Spezialkleber mehrere Sensoren z. B. am Brustkorb und am Kopf, an die Sie dann abends das Messgerät anschließen. Der Arzt kann dann am nächsten Tag anhand der Messergebnisse erkennen, ob es in Ihrem Schlafmuster Störungen gibt - und Sie dann ggf. an ein Schlaflabor überweisen.

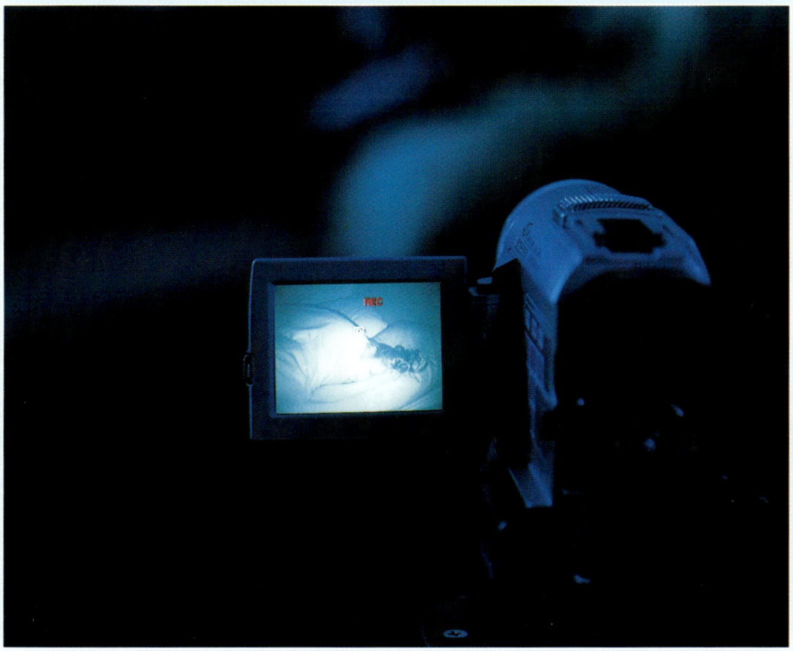

Abb. 52: Mit einer einfachen Kamera können Sie feststellen, ob Ihr Atem in der Nacht aussetzt.

- Nehmen Sie keine Schlaf- und Beruhigungsmittel, Antidepressiva und Neuroleptika, denn diese Medikamente können die Atempausen gefährlich verlängern.

- Neben allgemeinen Tipps gibt es noch eine breite Palette von medizinischen Hilfen. Diese reichen von Aufbeißschienen über chirurgische Eingriffe im Nasen- und Rachenraum und medikamentöse Therapien, z. B. Nasensprays, bis hin zur CPAP-Therapie. Bislang gilt die CPAP-Therapie als das Mittel der Wahl, Mediziner sprechen vom „Goldstandard". Damit ist sie eine bewährte Therapie, an der sich alle anderen messen lassen müssen. Das Kürzel CPAP steht für „continuous positive airway pressure". Bei dieser Behandlung trägt der Patient während der Nacht eine Atemmaske. Hierdurch wird dann mit hohem Druck Luft durch die Nase in die Atemwege geleitet. Die Atemwege bleiben somit offen, und der Schlaf wird wieder erholsam. Neuerdings gibt es auch intelligente Geräte, bei denen sich der Luftdruck kontinuierlich an den Bedarf anpasst. Dadurch können unangenehme Begleiterscheinungen spürbar verringert werden. Typisch sind z. B. Verstopfung der Nase, Nasenbluten, trockene Schleimhäute oder Reizungen der Gesichtshaut.
Sicherlich bekommt der eine oder andere im ersten Moment einen gehörigen Schreck bei dem bloßen Gedanken, nächtelang an eine Apparatur angeschlossen zu sein. Dennoch sind über 90 % der Apnoiker zufrieden. Endlich, so schilderte uns ein Betroffener, könne er wieder richtig gut und tief schlafen, und auch die quälende Tagesmüdigkeit sei verschwunden.

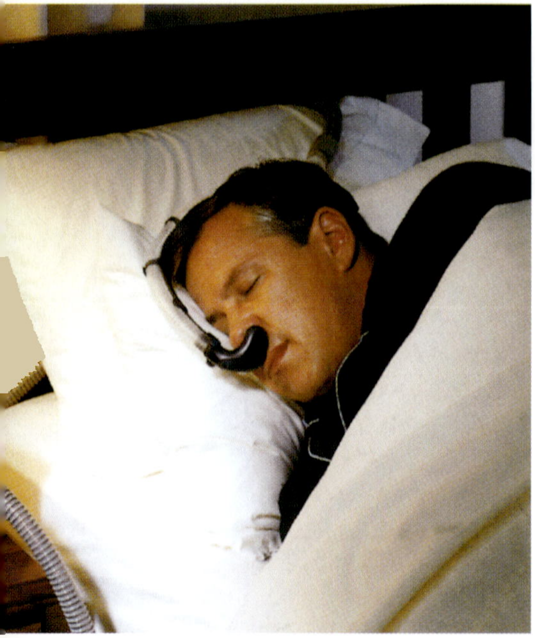

Abb. 53: Für die meisten Patienten beginnt mit einer CPAP-Therapie ein neues Leben. Das Gerät bläst mit hohem Druck Luft durch die Nase. Die Atemwege bleiben frei und die Betroffenen können wieder ruhiger schlafen.

Lache, und die Welt lacht mit Dir Schnarche, und Du schläfst allein!

Sie war verliebt. Die Nächte wie im siebten Himmel. Selig schliefen sie ein – eng umschlungen. Mit liebevollem Lächeln quittierte sie das leise Schnorcheln, das im Schlaf seinem Mund entfuhr. Wie hätte sie ahnen können, dass sich dieses süße Säuseln nach 20 Ehejahren und mit 15 kg Übergewicht unterm Streifenpyjama in ein ohrenbetäubendes Rasseln und Grunzen verwandeln würde.
Rund eine Stunde Schlaf pro Nacht kosten solche Schnarchattacken die leidenden Bettnachbarinnen. Wir von der Hobbythek kennen das Problem aus eigenen Erfahrungen: Sie ist sauer, weil sein Schnarchen sie aus dem Schlaf reißt – er ist sauer, weil sie ihn deshalb weckt. So beginnt der neue Tag gleich mit einem handfesten Streit über die gegenseitig gestörte Nachtruhe. Das tut auf Dauer keiner Partnerschaft gut. Verabschieden Sie sich von dem Dogma, dass nur Paare, die gemeinsam schlafen, eine gute Ehe oder Partnerschaft führen und getrennte Schlafzimmer den Anfang vom Ende einläuten! Richten Sie sich ein eigenes Zimmer ein, in dem Sie in Ruhe schlafen können. Wenn der Platz dafür nicht reicht, schaffen Sie sich eine Ausweichmöglichkeit, z. B. eine bequeme Schlafcouch mit guter Matratze, wohin Sie bei Bedarf umziehen können.
Übrigens: Es gibt auch Betten mit Rollen. Ein kräftiger Schubs durch die Tür, und a Ruh' is!

Wer sich mit einem CPAP-Gerät nicht anfreunden kann und nur unter einer leichten bis mittleren Apnoe leidet, kann es auch mit einer speziellen Zahnspange versuchen. In vielen Fällen reichen diese einfachen „Beißschienen" aus. Lassen Sie sich von Ihrem Arzt beraten.
Auf jeden Fall sollten Sie Kontakt mit dem Bundesverband Schlafapnoe Deutschland BSD e.V. aufnehmen. Dieser Bundesverband ist eine Selbsthilfeorganisation, deshalb erhalten Sie dort unabhängige Informationen.
Zudem finden Sie dort Betroffene, mit denen Sie sich privat austauschen können, Tel.: 02 01/57 06 57 oder **www.bsd-web.de**.

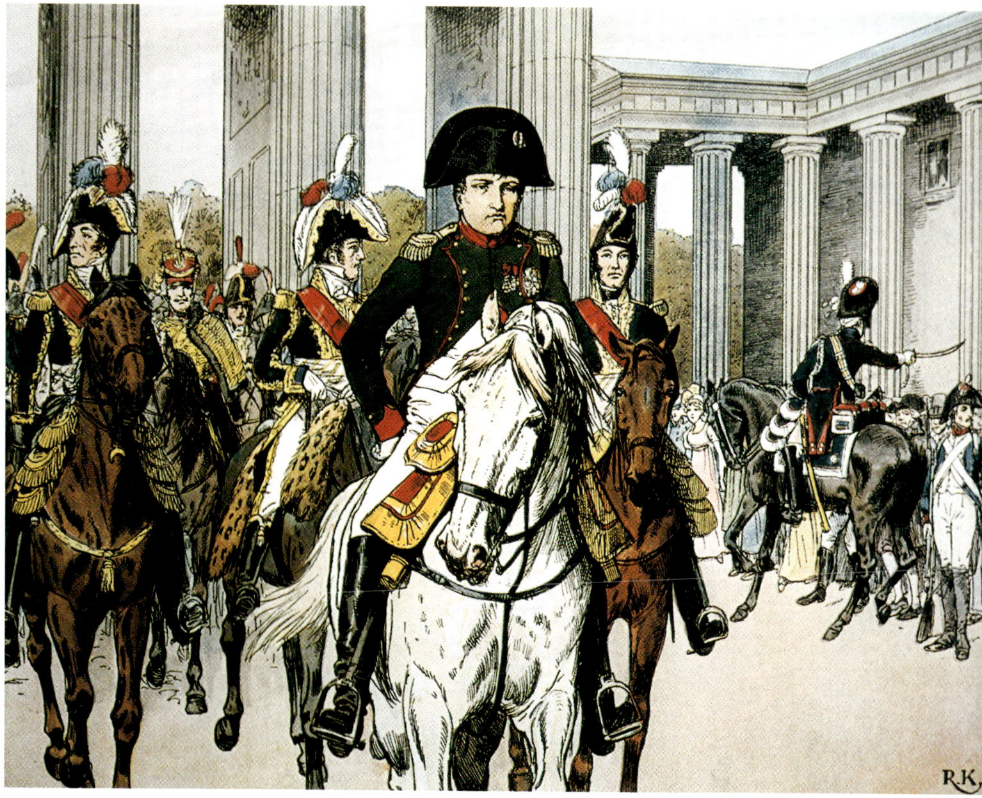

Abb. 54: Napoleon soll unter der Schlummersucht gelitten haben.

Wenn einen der Schlaf überfällt – Narkolepsie

Narkolepsie

Das Wort Narkolepsie leitet sich von den griechischen Wörtern „*narke*", was soviel wie Erstarrung, Krampf oder Lähmung bedeutet, und „*lepsis*" (annehmen, empfangen) ab.

Eben noch reitet Napoleon erhobenen Hauptes auf seinem stolzen Pferd, im nächsten Augenblick rutscht er, vom Schlaf übermannt, hinab und fällt ins Gras. Erst Minuten später kommt er wieder zu sich, steigt unter den irritierten Blicken seiner Untertanen etwas verlegen auf sein Pferd zurück und macht sich schleunigst von dannen.
So oder ähnlich muss es sich abgespielt haben, wenn es stimmt, dass Napoleon, Kaiser der Franzosen, unter der Schlummersucht, einer seltenen Schlafkrankheit, litt. Auch Alfred Hitchcock, das hat der Regisseur Billy Wilder behauptet, habe unter Narkolepsie, so heißt die Krankheit im Wissenschaftsjargon, gelitten.
Doch Genaues weiß niemand, und das gilt leider generell für diese Schlafstörung. Erste Indizien gibt es jedoch: Eine bedeutende Voraussetzung für die Krankheit scheint in den Genen zu liegen; darauf deutet eine Häufung in einzelnen Familien. 99 % aller Narkoleptiker, aber nur

Mögliche Auswirkungen einer Narkolepsie

Am Tage kommt die große Müdigkeit

Mehrmals am Tag überfällt den „Schlummersüchtler" eine unüberwindliche Müdigkeit und dann auch direkt der Schlaf. Meist führen langweilige oder entspannende Situationen zu solchen Attacken. Aber auch in aufregenden Situationen, etwa beim Liebesspiel oder auf dem Zahnarztstuhl, kann den Narkoleptiker der Schlaf heimsuchen. Bei Kindern werden die typischen Begleitsymptome wie Geistesabwesenheit, Lern- und Konzentrationsstörungen immer wieder auf Faulheit, Stress in der Familie oder einfach auf das schwierige Alter geschoben.

Schlaflähmungen

Ähnlich wie bei den Halluzinationen treten auch Schlaflähmungen beim Einschlafen oder Aufwachen auf. Und auch hier handelt es sich um eine Reaktion des Körpers wie im Traumschlaf. Die Muskulatur des Körpers erschlafft, die Betroffenen sind aber trotzdem bei klarem Bewusstsein. Da auch ihre Sprechmuskulatur gelähmt ist, können sie sich noch nicht einmal bemerkbar machen. Sie harren verängstigt in ihrem Körper wie ein gefangenes Insekt im Spinnennetz.

Nachts herrscht ein heilloses Durcheinander

Bei Narkoleptikern ist nachts nichts so, wie es sein soll, und das fängt schon beim Einschlafen an. Während gesunde Menschen etwa 15 Minuten bis zum Einschlafen benötigen, geht es bei ihnen ganz flott, meist in weniger als fünf Minuten. Die einzelnen Schlafstadien – bei Gesunden einem strikten Konzept (*siehe Seite 7*) folgend – purzeln heillos durcheinander. Außerdem wachen Narkoleptiker nachts häufig auf.

Wenn der Geist einschläft und der Körper noch wach ist

Typisch für Narkoleptiker ist ein Zustand verminderter Wachheit, eine Art Halbschlaf, der plötzlich in jeder Situation auftreten kann. Der Patient ist dann geistig nicht mehr präsent. So kann es passieren, dass er wirres Zeug redet, Absurdes in den Terminkalender schreibt oder Zucker anstelle von Salz in die Suppe gibt. Nach dem „Erwachen" können sich Narkoleptiker meist an nichts erinnern.

Wenn die Knie weich werden

Etwa 80 % der Narkoleptiker leiden unter Kataplexie, einem spontan auftretenden Verlust der Muskelspannung. Häufig sind die Knie betroffen, dann knicken die Patienten ein und gleiten zu Boden. Aber auch andere Muskeln können weich werden: Die Gesichtsmuskulatur kann plötzlich erschlaffen, die Augenlider zufallen oder der Unterkiefer herunterklappen. Gelegentlich trifft es den ganzen Körper, dann befindet sich der Betroffene in einem Zustand, als schliefe der Körper und nur der Geist bliebe wach. Während einer Attacke ist das Bewusstsein vollkommen erhalten. Ein kataplektischer Anfall wird meist durch starke emotionale Situationen wie herzhaftes Lachen, Überraschung oder Wut ausgelöst, wobei jeder Betroffene seine individuellen „Neigungen" hat.

Wenn der Geist verrückt spielt

Gelegentlich erleben „Schlummersüchtler" Halluzinationen. Da diese während des Einschlafens oder des Aufwachens auftreten, spricht man von hypnagogenen – den Schlaf betreffenden – Sinnestäuschungen. Ganz genau genommen handelt es sich sogar um Aktivitäten, wie sie andere Menschen im REM-Schlaf erleben. Bei solchen Erscheinungen sind der Fantasie keine Grenzen gesetzt. Manche sehen beängstigende Tiere und andere Gestalten, andere meinen Insekten unter der Haut zu spüren.

25 – 30 % der Gesamtbevölkerung tragen ein entsprechendes erbliches Merkmal in sich. Wer dieses Gen auf dem kurzen Arm seines Chromosoms 6 hat, kann – muss aber nicht – an Narkolepsie erkranken. Wer es nicht hat, ist mit ziemlicher Sicherheit dagegen gefeit.

Bislang gilt die Narkolepsie als eine chronische Erkrankung, die nicht heilbar ist. Überraschende Erkenntnisse über Orexin, einen Botenstoff im Hirn mit wesentlichem Einfluss auf das Schlaf-Wach-System, könnten diese bedrückende Annahme ändern. Vor kurzem haben Forscher aus Belgien und den USA gemeinschaftlich herausgefunden, dass Orexin bei Narkoleptikern entweder gar nicht oder in viel zu geringen Mengen produziert oder im Körper viel zu schnell abgebaut wird. Weitere Forschungen sollen nun die genaue Funktion dieses Botenstoffs entschlüsseln. Orexinbildende Medikamente sind bereits zur Behandlung der Tagesmüdigkeit im Einsatz.
In Mitteleuropa sind etwa 0,02 – 0,16 % der Bevölkerung von der Schlummersucht betroffen; in Deutschland rechnen Experten mit schätzungsweise 25 000 Menschen.
Oft vergehen viele Jahre, bis die Krankheit erkannt wird. „Nur in jedem zehnten Fall von Narkolepsie stellen deutsche Ärzte die richtige Diagnose", schreibt DER SPIEGEL und beklagt, dass die Mediziner die Patienten oftmals „fälschlich mit Erkrankungen wie Multipler Sklerose, Depressionen, Schizophrenie, Schilddrüsen- und Stoffwechselerkrankungen in Zusammenhang" bringen. Tatsächlich können Erkrankte einige recht ungewöhnliche Symptome zeigen, die Raum für waghalsige Spekulationen bieten. Das charakteristischste Merkmal ist aber der übermäßige Schlafdrang, dem sich Narkoleptiker auch mit größter Willenskraft nicht widersetzen können.
Der Bundesverband der Deutschen Narkolepsie-Gesellschaft e.V. (Tel.: 0 21 29/ 5 37 23) ist Mitglied im Verbund Deutscher Selbsthilfen in der Schlafmedizin. Dort finden Sie Ansprechpartner und können Informationsmaterial erhalten.

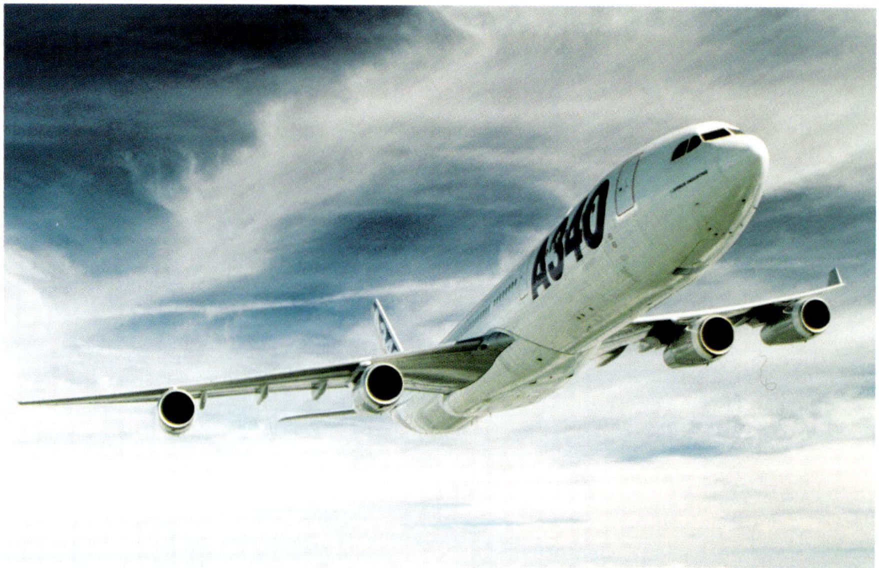

Abb. 55: Modernes Reisen bringt unsere innere Uhr durcheinander. Die gesparte Zeit bezahlen wir mit gestörtem Schlaf, dem Jetlag.

Wenn die Beine nicht ruhen wollen – das Restless-legs-Syndrom

„Meine Beine kribbeln, als liefen 1000 Ameisen über mich hinweg." So oder ähnlich beschreiben verzweifelte Menschen das Syndrom der ruhelosen Beine, auch Restless-legs-Syndrom genannt, das vor allem abends nach dem Schlafengehen auftritt. Die Betroffenen leiden unter Kribbeln, Reißen oder gar Schmerzen in den Beinen und haben den Drang, sich zu bewegen. Sie versuchen, sich mit allerlei Tricks und Kniffen, wie Massagen, Fußbädern oder Einreibungen, Linderung zu verschaffen. Oft vergeht dabei die halbe Nacht. Der verbleibende Schlaf ist dann zu kurz und zudem oft oberflächlich und wenig erholsam. Oft werden die Patienten sogar von periodischen Beinbewegungen aus dem Schlaf geweckt. Etwa 5 % der Menschen sind irgendwann in ihrem Leben von den restless legs , den „ruhelosen Beinen", betroffen. In 30 % der Fälle scheint dieses Phänomen vererbt zu sein, aber es tritt auch bei bestimmten Erkrankungen gehäuft auf, z. B. bei chronischen Nierenerkrankungen, einer durch Eisenmangel verursachten Blutarmut oder einer chronischen rheumatischen Arthritis.

Wenn sich die Symptome auch tagsüber einstellen, haben die Betroffenen sogar Probleme, ein ganz normales Leben zu führen. Sie haben etwa Schwierigkeiten mit dem Autofahren, auf längeren Reisen oder während Veranstaltungen.
Informationen und Hilfe erhalten Sie bei der Deutschen Restless-Legs-Vereinigung e.V., Tel.: 0 89/55 02 88 80 oder unter **www.restless-legs.org.**

Wenn die innere Uhr anders geht: Störungen im Schlaf-Wach-Rhythmus

Viele Menschen haben Schlafstörungen, obgleich sie an sich gute Schläfer sind. Meist liegt das daran, dass die innere Uhr aus dem Takt geraten ist Das kann verschiedene Ursachen haben:

Jetlag

Wir leben global. Distanzen schwinden. Reisen um die halbe Welt sind mittlerweile für wenig Geld zu haben, Touristenströme die Folge. Wir planen solche Reisen oft, ohne nachzudenken. Das böse Erwachen kommt dann am Urlaubsort. Der Körper ist nicht auf die neue Ortszeit eingestellt. Während die innere Uhr auf Tag steht, herrscht draußen nächtliche Finsternis und umgekehrt. Die Konsequenzen belasten den Körper und auch die Psyche. Besonders hart trifft es oft Geschäftsreisende, die sich in kürzester Zeit auf verschiedene Zeitzonen einstellen müssen. Nachts geistern sie ruhelos im Hotelzimmer herum, tagsüber sitzen sie schläfrig am Konferenztisch. Touristen liegen matt am Strand, geplante Aktivitäten bleiben auf der Strecke. Der Körper wird durch den Jetlag ausgezehrt, das Immunsystem geschwächt. Die Psyche ist labil, die Laune in den ersten Tagen oft bei kleinsten Anlässen dahin. Der Jetlag ist in der Menschheitsgeschichte etwas vollkommen Neues. Es gibt ihn, wie der Name schon sagt, erst seit dem Jet – vorher verlief das Reisen so langsam, dass der Körper Zeit hatte, sich auf die unterschiedlichen Zeitzonen einzustellen.
Wir möchten Ihnen einige Tipps geben, mit denen Sie den Jetlag besser überstehen können:

- Wissenschaftler vom Tropeninstitut der Münchner Ludwig-Maximilian Universität bieten unter **www.fitfortravel.de** medizinische Tipps rund ums Reisen. Dieses Buch war Anlass, eine zusätzliche Seite mit umfangreichen Informationen rund um den Jetlag einzurichten. Unter anderem finden Sie dort eine interaktive Weltkarte, in die Sie Ihre persönliche Reiseroute eingeben können. Das Programm erklärt Ihnen dann, wie Sie den Jetlag am besten in den Griff bekommen.
- Beginnen Sie schon zu Hause mit der Umstellung. Je nach Flugrichtung – Westen oder Osten – sollten Sie Ihre Mahlzeiten und Schlafenszeiten langsam vor- bzw. zurückverlegen. So passen Sie sich sanft den Zeiten des Zielortes an.
- Stellen Sie Ihre Uhr auf die neue Zeit um, sobald das Flugzeug abgehoben hat. So können Sie sich frühzeitig innerlich darauf einstellen.
- Planen Sie Ihre Reisen gut und lassen Sie sich nach der Ankunft möglichst zwei bis drei Tage Zeit, bevor Sie vor Ort mit größeren Unternehmungen beginnen.

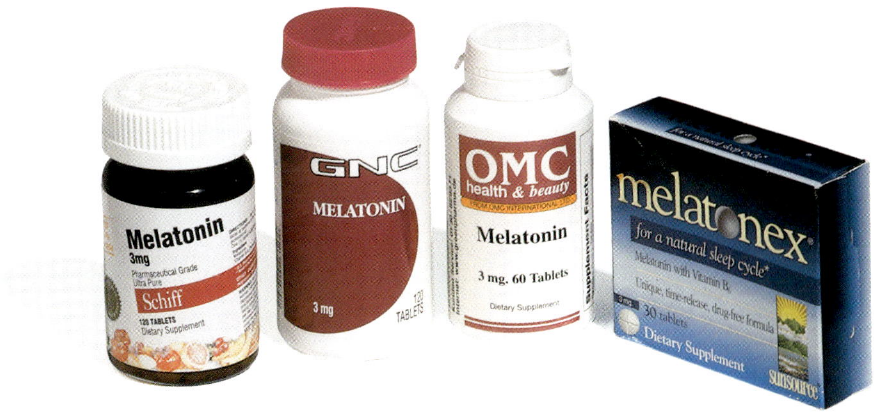

Abb. 56: Melatonin ist ein Hormon und sollte deshalb nicht leichtfertig eingenommen werden.

- Eine einfache Regel besagt, dass der Körper einen Tag benötigt, damit sich die innere Uhr einer Zeitverschiebung von einer Stunde anpassen kann. Bei Flügen über sechs Zeitzonen hinweg – das ist etwa ein Flug von Köln nach New York – braucht der Körper deshalb im Schnitt schon eine knappe Woche, bis die innere Uhr und die Ortszeit wieder übereinstimmen.
- Legen Sie Ihre Reise so, dass Sie am Tag ankommen, denn so kann der Körper noch Licht tanken. Das ist wichtig, da Licht der wichtigste Informationsgeber für unsere innere Uhr ist.
- Wenn Sie in Richtung Westen fliegen, gehen Sie nach der Ankunft erst abends ins Freie. Das Abendlicht bewirkt, dass der innere Tag verlängert wird. An den folgenden Tagen zeitig ins Bett gehen und tagsüber nicht schlafen.
- Besonders schwer fällt uns die Umstellung bei einer Reise nach Osten, weil wir uns eher auf eine Verlängerung als auf eine Verkürzung des Tages einstellen können. Gehen Sie erst dann ins helle Licht, wenn die „innere Nacht", berechnet nach dem Zeittakt des Abflugorts, fast vorüber ist. Bleiben Sie in den Folgetagen abends lange auf.
- Verdunkeln Sie das Hotelzimmer vor dem Schlafen.
- Auch mit der Nahrung können Sie Ihren Schlaf-Wachrhythmus verschieben. Leicht verdauliche Kohlenhydrate, wie Bananen oder Nudeln, machen müde. Sie sollten deshalb eher abends gegessen werden. Eiweißhaltige Lebensmittel, wie Fleisch, Wurst oder Eier, machen uns eher wach. Deshalb sollten Sie schon früh am Tag auf den Teller.
- Trinken Sie viel Wasser und meiden Sie Kaffe, Tee und alkoholische Getränke.
- Vitamine erleichtern die Umstellung unseres Körpers, deshalb viel Obst und Gemüse essen.
- Sie können die innere Uhr auch gezielt mit künstlichem Licht verstellen (*siehe Seite 84*).
- Das körpereigene Hormon Melatonin ist als Jetlag-Killer in den letzten Jahren in Mode gekommen. In Deutschland ist dieses Hormon als Medikament eingestuft, deshalb muss es vom Arzt verschrieben werden. Allerdings gibt es bislang noch keine in Deutschland zugelassenen Präparate. Die Apotheken beziehen sie daher aus dem Ausland, z. B. den USA, wo Melatonin als freiverkäufliches Nahrungsergänzungsmittel zu kaufen ist. Auch im Internet wird es – bei uns illegal – angeboten. Offen bleibt bei allen Produkten – egal ob aus den USA oder aus der deutschen Apotheke –, wie und woraus sie hergestellt werden: synthetisch, aus Tomaten, Bananen oder gar aus Rinder-Zirbeldrüsen (Epiphysen).

Außerdem wissen Sie im Regelfall nicht, wie rein das Präparat ist und welche anderen Stoffe enthalten sind. Wir von der Hobbythek bemühen uns derzeit um eine Untersuchung gängiger Produkte.
Besuchen Sie unsere Homepage (**www.hobbythek.de**) und schauen Sie unter dem Stichwort „Besser schlafen" nach. Auch scheint Melatonin als Jetlag-Mittel schlechter zu wirken, als bislang vermutet. In einer chronobiologischen Untersuchung der Universitätsklinik Basel haben weniger als 50 % der Probanden auf Melatonin angesprochen.

Schichtarbeit

Leider sind Nacht- und Schichtarbeit für viele Menschen die Normalität. Allein in Deutschland sind über 10 % aller Berufstätigen Schichtarbeiter, Tendenz steigend. Fast alle klagen über Schlafstörungen, und das ändert sich bei den meisten von ihnen auch im Ruhestand nicht. Eigentlich müssten Schlafstörungen bei Schichtarbeitern deshalb längst als Berufskrankheit anerkannt sein. Eine Kosten-Nutzen-Analyse würde in so manchem Betrieb dann sicherlich ganz anders ausfallen, da die ein oder andere Nachtschicht sich dann als zu teuer herausstellen würde.
Die Folgen dieses unnatürlichen Lebenswandels sind neben schweren Ein- und Durchschlafstörungen vor allem auch psychovegetative Beschwerden wie erhöhte Reizbarkeit, Nervosität, Unruhe, Schweißausbrüche und Kopfschmerzen. Selbst Magenschleimhauterkrankungen, Magengeschwüre und Herzerkrankungen können ausgelöst werden.

Wir möchten Ihnen raten, es einmal mit einer Lichttherapie zu versuchen. Mit einer Lampe können Sie dabei den natürlichen Taktgeber, das Sonnenlicht, austricksen, und Ihrem Körper Ihren individuellen Rhythmus „antrainieren". Wir von der Hobbythek vertreten die Ansicht, dass der Arbeitgeber verpflichtet werden müsste, einen Anteil beizusteuern, sprechen Sie ihn an. Eine andere Möglichkeit besteht darin, entsprechende Lampensysteme im Betrieb zu installieren. Mit einer solchen betrieblichen „Besonnung" könnte auch die Zahl der Unfällen reduziert werden (*siehe Seite 71*).

Wenn der Schlaf aus dem Rhythmus gerät

Manche Menschen leiden darunter, dass sie zu anderen Zeiten müde werden als Menschen in ihrer Umgebung. Bei den einen setzt die Müdigkeit viel zu früh, bei den anderen viel zu spät ein. Wissenschaftler bezeichnen diese Schlafstörung als vorverlagertes oder rückverlagertes Schlafphasen-Syndrom. Aus dieser Rhythmusverschiebung resultieren viele Probleme. Die „Früheinschläfer" beispielsweise haben abends kaum Kraft, am gesellschaftlichen Leben teilzunehmen. Sie gehen stattdessen früh schlafen und stehen dafür dann mitten in der Nacht ausgeruht auf. Die „Späteinschläfer" hingegen können erst mitten in der Nacht einschlafen und kommen dafür am nächsten Tag erst recht spät in Fahrt. Meist müssen sie den Schlaf vorzeitig abbrechen, denn die Gesellschaft lebt einen anderen Rhythmus, und so wird bei den meisten „Späteinschläfern" der Arbeitgeber wenig Rücksicht auf persönliche Schlafgewohnheiten nehmen.

Früh- oder Späteinschläfer haben oft große Probleme, weil ihre Schlafrhythmen nicht zu denen ihrer Umwelt passen. Bei ihren Bemühungen, sich anzupassen, greifen die einen zu Aufputschmitteln, Nikotin oder Alkohol, die anderen zu Schlaftabletten. Die ideale Lösung besteht darin, den Schlafrhythmus so zu verschieben, dass er wieder mit dem der Umwelt zusammenpasst. Hierfür gibt es eine relativ neue und sehr aussichtsreiche Methode: die Lichttherapie.

Sonne aus der Steckdose – Lichttherapie

Licht bestimmt den Rhythmus unseres Körpers: In der Dunkelheit schlafen wir; wenn es hell wird, wachen wir auf. Dieser natürliche Ablauf beruht auf einem ausgeklügelten chemischen Räderwerk in unserem Hirn. Dort befinden sich stecknadelkopfgroße Neuronenhäufchen. Das Licht fällt über die Netzhaut unserer Augen auf diese speziellen Zellen und setzt dort einen chemischen Mechanismus in Gang. Er befiehlt uns, aufzustehen oder einzuschlafen. Stimmt das Licht nicht mit unserem inneren Rhythmus überein, kommt es auf Dauer zu Schlafstörungen.
Solche Schlafstörungen lassen sich nun lindern oder gar beheben, indem man Betroffene zu bestimmten Zeiten mit ei-

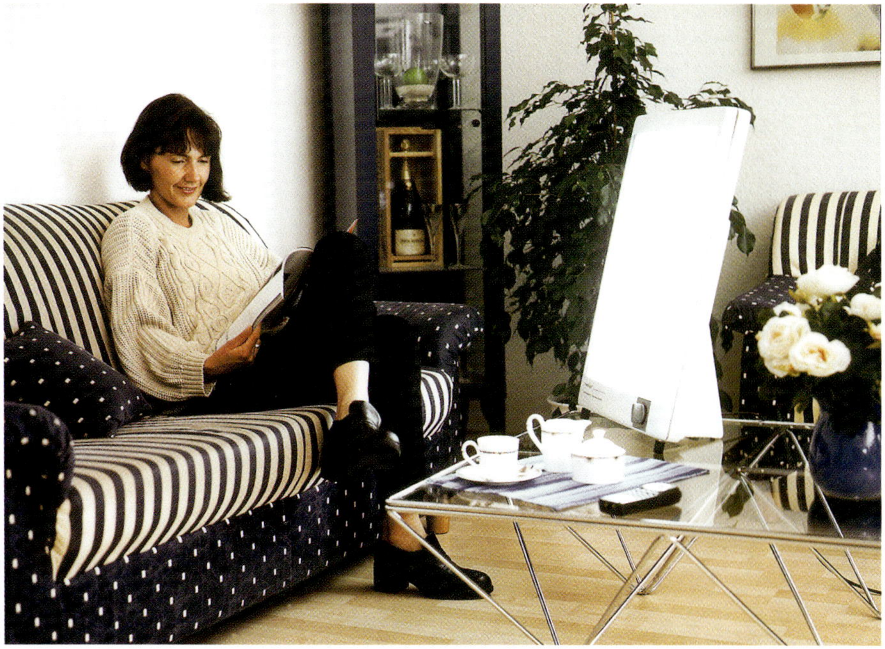

Abb. 57: Auch künstliches Licht beeinflusst unsere innere Uhr. Eine Lichtdusche behebt sanft Störungen des Schlaf-Wach-Rhythmus.

ner „künstlichen Sonne" bestrahlt. Damit ist es möglich, den Schlaf-Wach-Rhythmus zu verschieben, d. h. die innere Uhr gezielt zu verstellen. Interessant sind diese neuen Forschungserkenntnisse vor allem für Schichtarbeiter, aber auch für Menschen mit verlagerten Schlafphasen. Normale Wohnungslampen eignen sich nicht für die Lichttherapie, weil ihre Lichtstärke nicht ausreicht. Um eine messbare Wirkung zu erzeugen, müssen die Lampen eine Lichtintensität von mindestens 2500 lux aufweisen. Normale Raumbeleuchtungen liegen dagegen nur zwischen 300 und 500 lux. Im Handel gibt es zu diesem Zweck spezielle Geräte mit Luxstärken von 2500 bis 10 000. Je höher die Luxzahl, desto kürzer die Behandlungsdauer. Bei einer Luxzahl von 2500 muss der Patient täglich etwa zwei Stunden vor dem Gerät sitzen, bei 10 000 lux reicht bereits ca. eine halbe Stunde.
Lichttherapie wirkt über das Auge. Deshalb dürfen Sie diese natürlich auch nicht schließen. Sie können während der Therapie Zeitung lesen oder fernsehen, sollten aber von Zeit zu Zeit direkt in das Licht sehen. Lassen Sie sich in jedem Fall von einem Mediziner persönlich beraten. Fragen Sie, wann Sie die Lampe benutzen sollen, wie lange und ob Sie die Behandlung wiederholen sollen.

Bei guten therapeutischen Lampen sind schädliche UV-Strahlen herausgefiltert. Kaufen Sie deshalb auf gar keinen Fall Lampen zu Dumpingpreisen. Solche Billiggeräte können zwar ausreichende Luxwerte erreichen, sind aber für einen medizinischen Einsatz nicht geprüft und können zu Schäden am Auge führen!
Lichttherapie ist nahezu genial, denn sie hilft dem Körper, die Schlafstörungen mit eigenen Mitteln zu beseitigen. Nebenwirkungen sind deshalb auch sehr selten. In einzelnen Fällen muss mit Kopfschmerzen, Gereiztheit, Übelkeit und Augenbrennen gerechnet werden. Falls Sie bereits Augenschädigungen haben oder Medikamente einnehmen, die sich auf die Lichtempfindlichkeit der Augen auswirken, sollten Sie vorher unbedingt mit Ihrem Arzt sprechen!
Die benötigten Speziallampen kosten etwa 500 – 1500 DM. Neben Schlafstörungen lassen sich mit der Lichttherapie aber auch noch andere Erkrankungen behandeln, z. B. die Winterdepression: Unausgeglichen, lustlos und niedergeschlagen quälen sich knapp 20 % der Deutschen durch die düstere Jahreszeit. Sie sind schlapp und möchten einfach nur noch schlafen. Auch hier kann Lichttherapie helfen. Vielleicht lohnt sich in Ihrer

Familie eine Art „Gemeinschaftslampe". Der eine könnte damit seine Schlafprobleme, der andere sein „Jahreszeitentief" behandeln. In einzelnen Fällen beteiligt sich die Krankenkasse an den Kosten zur Behandlung der Winterdepression.
Sollten Sie zu den Vielfliegern gehören und deshalb öfter mit einem Jetlag Probleme haben, könnte Ihnen mit einer kleineren „Lichtdusche" geholfen sein. Noch praktischer sind Lichthelme, die im Gegensatz zu den klassischen Tischgeräten auf dem Kopf getragen werden. Diese Lampen sind mit LED-Leuchtdioden ausgerüstet und wiegen nur noch 200 g. Beginnen Sie mit der Lichttherapie am besten schon vor dem Abflug zu Hause. Nach amerikanischen Untersuchungen lässt sich ein Jetlag auf diese Weise von sechs Tagen auf zwei Tage reduzieren.

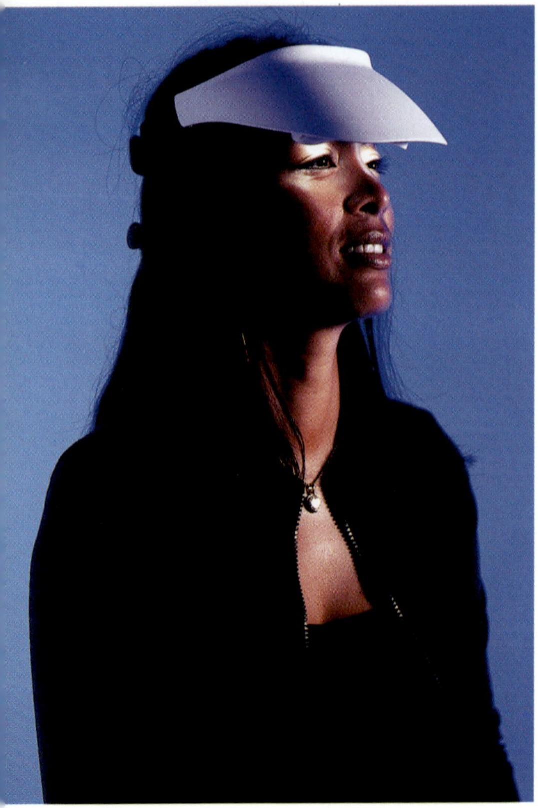

Anwendungen einer Lichttherapie

- Schlafstörungen durch Jetlag.
- Vorverlagerte Schlafphasen.
- Rückverlagerte Schlafphasen.
- Schlafstörungen durch Schichtarbeit.
- Andere Störungen im Schlaf-Wach-Rhythmus.

Auch Fluggesellschaften haben die Zeichen der Zeit erkannt und machen bereits Versuche mit speziellen Innenbeleuchtungen.
Lichttherapie wird mittlerweile an einigen deutschen Universitätskliniken und auch von niedergelassenen Ärzten angeboten. An der Universität Regensburg arbeitet Dr. Jürgen Zulley, eine Koryphäe unter den Lichttherapeuten. In seinem Sekretariat können Sie sich unter der Telefonnummer 09 41/9 41 15 01 nach einer Anlaufstelle in Ihrer Nähe erkundigen.

Abb. 58: Für Vielflieger ein nützlicher Begleiter: Mit einem Lichthelm bekommen Sie Ihren Jetlag in den Griff.

Bezugsquellen:

DAVITA Medizinische Produkte
Königstr. 53
32584 Löhne
Tel.: 0 57 32/10 95 5-0
Diese Firma bietet auch den Service einer kostenlosen Hotline: 01 30/ 17 61 17. Auch hier erfahren Sie, welche Ärzte in Ihrer Nähe Beratungen anbieten und bei welchen Händlern Sie sich Geräte vor Ort ansehen können. Auch Fragen zur Therapie werden nach Möglichkeit beantwortet.

Metec Medizinisch Technische GmbH
Klenzestraße 57 c
80469 München
Tel.: 0 89/2 01 00 17

Reiher GmbH
Saarbrückener Str. 254
38116 Braunschweig
Tel.: 05 31/5 20 81 82

Die Firma SML vertreibt neben den klassischen Lichtduschen auch Lichthelme:

SML Licht- und Bestrahlungssysteme
Eupener Str.2/I
52076 Aachen
Tel.: 0 24 08/93 00 94

Schlechte Begleiter des Schlafs: Parasomnien

Parasomnie

Das Wort Parasomnie leitet sich von dem griechischen Wort „*para*", was „bei" oder „neben" bedeutet, und dem lateinischen „*somnus*", Schlaf, ab.

Vor allem Kinder sind von Parasomnien betroffen – von Schlafwandeln, Albträumen und nächtlichem Aufschrecken. Sie treten familiär gehäuft auf, verlieren sich mit zunehmendem Alter und sind im Erwachsenenalter in der Regel verschwunden. Wenn Sie diese Erscheinungen bei Ihrem Kind erleben, bewahren Sie Ruhe, auch wenn Ihr Kind häufiger panisch aus einem schlimmen Albtraum aufwacht oder nachts verängstigt hoch schreckt. Solche Parasomnien sind fast immer harmlos. Ihrem Kind können Sie am besten durch warmherziges Zureden und ein liebes Lächeln helfen.

Wenn das Licht ruft – Schlafwandeln

Die Zeiten, in denen Schlafwandler mit ausgestreckten Armen dem Mond entgegen wanderten, sind vorbei. Daran ist aber nicht der Mond schuld, sondern unsere moderne Welt. Denn Schlafwandler zieht es zum Licht, und früher gab es außer seltenen Gewitterblitzen keine nächtliche Lichtquelle. Deshalb zieht es Schlafwandler heute nicht mehr unbedingt nach draußen; in unseren Wohnungen ist es auch nachts meist hell genug. Dennoch sollten Sie – falls Ihr Kind gerne schlafwandelt – vorsichtig sein. Schlafwandler laufen zwar mit offenen Augen, sie nehmen aber nichts wahr. Deshalb stolpern sie über Schnüre oder Stufen und können im schlimmsten Fall auch aus einem geöffneten Fenster fallen.

Wenn der Traum zum Albtraum wird

Gruselige und beängstigende Träume sind bei Kindern vor allem um das vierte und fünfte Lebensjahr verbreitet. Sie geben an sich keinen Anlass zur Besorgnis, allerdings sollten Sie Ihr Kind schon genau beobachten. Wenn es sehr häufig unter Albträumen leidet, so befindet es sich wahrscheinlich in einer schwierigen oder belastenden Phase. Möglicherweise wirkt sich auch der Fernsehkonsum am späten Abend nachteilig aus. Hierzu lesen Sie mehr auf der *Seite 38*.
Falls Sie als Erwachsener häufig Last mit Albträumen haben, so sollten Sie dies mit einem Arzt Ihres Vertrauens besprechen.

Nächtliches Aufschrecken – Pavor nocturnus

Der Pavor nocturnus überfällt Kinder vor allem um das Einschulungsalter herum – selten Erwachsene. Ein Indiz, dass diese jungen Menschen zu dieser Zeit seelisch sehr belastet sind. Wer nächtliches Aufschrecken eines verstörten Kindes einmal miterlebt hat, versteht, dass dabei selbst routinierte Eltern aus der Fassung geraten können. Der „Anfall" beginnt meist mit einem durchdringenden Panikschrei, gelegentlich auch mit Wimmern und Keuchen. Dabei erwacht das Kind mit großer Angst. Schweißausbrüche, Gänsehaut und Herzjagen folgen. Die Betroffenen sind sehr schwer zu besänftigen. Sie lassen sich über Minuten kaum ansprechen und können sich lange körperlich nicht beruhigen. Am nächsten Morgen erinnern sie sich in der Regel nicht mehr an die nächtliche Attacke.
Auch hier gilt: Die Anfälle sind in der Regel vollkommen unbedenklich, aber wohl häufig ein Indiz für Konfliktsituationen und Überbelastung. Bleiben Sie also nachts so gelassen wie möglich und denken Sie tagsüber darüber nach, wie Sie die Spannungen bei Ihrem Kind lösen können.

Selbsthilfe bei gestörtem Schlaf

„Der Schlaf ist wie eine Taube: Streckt man die Hand ruhig nach ihr aus, setzt sie sich drauf, greift man nach ihr, fliegt sie weg."
(Dubois)

Es gibt eine ganze Reihe recht simpler Tricks, mit denen Sie selbst versuchen können, Ihren Schlaf wieder zurückzulocken. Besonders klassische Ein- und Durchschlafstörungen können Sie hiermit lindern oder gar beseitigen. Vielleicht schlafen Sie schlecht, obwohl die

Ursache für Ihre Schlafstörung längst verschwunden ist. Auch dabei haben sich die nachfolgenden Hausmittel bewährt. Zusätzlich sollten Sie unsere goldenen Schlafregeln beachten. Schlagen Sie dazu auf *Seite 32* nach.

- Lassen Sie vor dem zu Bett gehen den Tag noch einmal in aller Ruhe Revue passieren. Was ist heute offen geblieben? Was könnte in den nächsten Tagen zu Problemen führen? Was muss morgen unbedingt erledigt oder geklärt werden? Schreiben Sie die einzelnen Punkte am besten auf einen Zettel, mit einem kurzen Hinweis, wie Sie in dieser Sache verfahren möchten. Damit ersparen Sie sich die schlafraubenden Grübeleien im Bett.
- Versuchen Sie, Ihr Bett wieder als einen schönen Ort zu sehen, als eine Oase der Ruhe. Hier dürfen Sie nur sinnliche Dinge tun: schlafen und lieben. Lesen, arbeiten und fernsehen sollten – wenn Sie Probleme mit dem Einschlafen haben – tabu sein.
- Schlafen ist ein Genuss. Möglicherweise haben Sie verlernt, so zu empfinden. Deshalb sollten Sie alle unangenehmen Gefühle und Situationen im Bett vermeiden. Dazu gehört auch quälendes Herumwälzen. Wenn Sie nicht einschlafen können, stehen Sie deshalb spätestens nach einer Viertelstunde wieder auf. Stundenlanges „Schäfchenzählen" kann Schlafprobleme eher verstärken als lösen.
- Wenn Sie nicht müde sind, gehen Sie nicht ins Bett. Schlaf können Sie nicht erzwingen. Außerhalb des Betts, beispielsweise auf der Couch oder vor dem Fernseher, sollten Sie möglichst nicht schlafen.
- Schlafen Sie möglichst nicht tagsüber. Ein 20-minütiges Nickerchen am Mittag dürfte aber in der Regel kein Problem sein.
- Viele Menschen, die unter hartnäckigen Einschlafstörungen leiden, haben ihr Gefühl für Müdigkeit völlig verloren. Für sie kann es hilfreich sein, eine ganze Nacht willentlich wach zu bleiben – z. B. am Wochenende – und erst am folgenden Abend zur gewohnten Zeit ins Bett zu gehen. Bis dahin ist der Schlafdruck und die Müdigkeit immens geworden und das Einschlafen meist kein Problem mehr. Eine solche durchwachte Nacht reicht zwar nicht aus, um hartnäckige Schlafstörungen ein für allemal in den Griff zu bekommen, aber sie vermittelt das beruhigende Gefühl: „Wenn ich wirklich müde bin, dann kann ich auch einschlafen. Ich habe das Einschlafen also nicht verlernt."

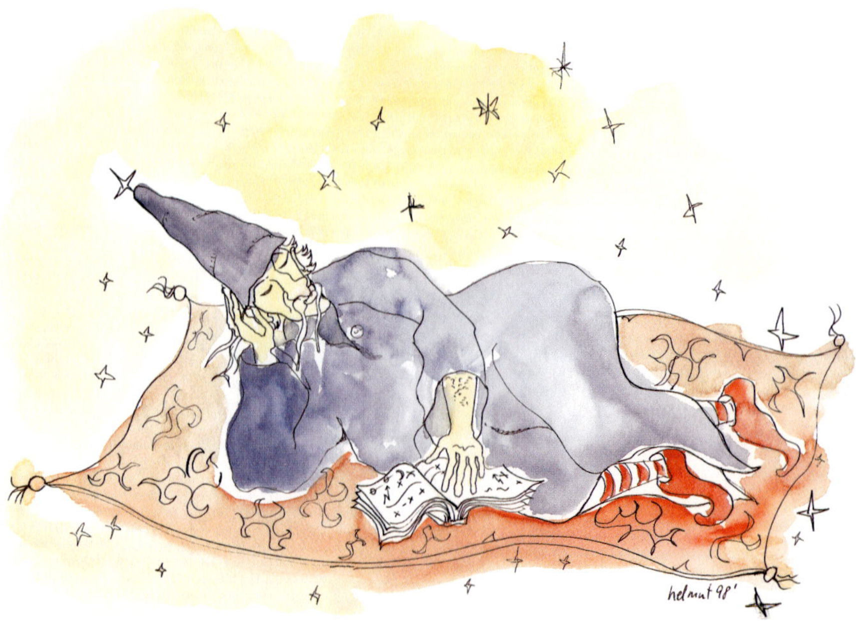

Register

Bezugsquellen

BIOSHOP, 53840 Troisdorf, Kölner Str. 36a, Tel. 02241-978091, Fax 02203-593065.

*COLIMEX-ZENTRALE, 50996 Köln, Ringstr. 46, Tel. 0221-352072, Fax 0221-352071; Auslieferungsläden: 32312 Lübbecke, Lange Str. 1, Stern-Apotheke, Tel. 05741-7707, Fax 05741-310887; 33102 Paderborn, Bahnhofstr. 18, St.-Christophorus-Drogerie, Tel. 05251-105213, Fax 05251-105252; 38300 Wolfenbüttel, Lange Herzogstr. 13, Tel. 05331-298370, Fax 05331-298570; 42105 Wuppertal, Karlsplatz 3, In der Rathausgalerie, Tel./Fax 0202-443988; 42853 Remscheid, Alleestr. 74, Allee-Center, Tel./Fax 02191-927963; 50171 Kerpen, Philipp-Schneider-Str. 2-6, Kaufhalle-Center, Tel./Fax 02237-922352; 50226 Frechen, Hauptstr. 99-103, Marktpassage, Tel./Fax 02234-274770; 50354 Hürth, Theresienhöhe, EKZ-Hürth/Arkaden, Tel./Fax 02233-708538; 50667 Köln, Schildergasse, in „Emotions", Tel./Fax 0221-2580862; 50858 Köln-Weiden, Aachener Str. 1253, Rhein Center Köln-Weiden , Tel./Fax 02234-709266; 51373 Leverkusen, Friedrich-Ebert-Platz 9; 51465 Bergisch Gladbach, Richard-Zanders-Str., Kaufhalle, Tel./Fax 02202-43103; 51643 Gummersbach, Wilhelmstr. 7, Vollkorn Naturwarenhandel, Tel. 02261-64784; 52062 Aachen, „Lust for Life", Komphausbadstr. 10, Tel./Fax 0241-4013033; 53111 Bonn, Brüdergasse 4, Tel./Fax 0228-659698; 53721 Siegburg, Am Brauhof 4, Tel./Fax 02241-591160; 53797 Lohmar, Breidtersteegsmühle, Broich & Weber, Tel. 02246-4245, Fax 02246-16418; 56068 Koblenz, Hohenfelder Str. 22, Löhr-Center-Koblenz, Tel./Fax 0261-1004890; 57462 Olpe, Bruchstr. 13, Valentin-Apotheke, Tel./Fax 02761-5190; 63739 Aschaffenburg, Steingasse 37, Colimex/Cleopatra, Tel. 06021-26464; 94032 Passau, Am Schanzl 10, Turm-Apotheke, Tel. 0851-33377, Fax 0851-32109; 95444 Bayreuth, Luitpoldplatz 3, Ars Vivendi – Lebenskunst in der Schloßgalerie, Tel. 0921-5169302, Fax 0921-5169303.

*DUFT & SCHÖNHEIT, 80331 München, Sendlinger Str. 46, Tel. 089-2608259.

EINHORN Drogerie, Irmgard Huber, Theresienplatz 20, 94315 Straubing

*HEXENKÜCHE, 82152 Krailling, Luitpoldstr. 25, Tel. 089-8593135, Fax 089-8593136.

*JANSON, Dr. Klaus Schop, 76133 Karlsruhe, Kaiserpassage 16, Tel. 0721-26410, Fax 0721-27780.

*KNACK-PUNKT, 73230 Kirchheim, Alleenstr. 87, Tel./Fax 07021-41726; 27472 Cuxhaven, Präsident-Herwig-Str. 40, Tel. 04721-62820.

KORNBLUME, 97440 Werneck/Zeuzleben, Zehntsr. 14, Tel. 09722-2630, Fax 09722-6798.

KRÄUTERGARTEN, 80469 München, Pestalozzistr. 3, Tel./Fax 089-23249802.

MARGOTS BIOECKE, 51143 Köln-Porz, Josefstr./Ladenzeile Busbahnhof, Tel. 02203-55242, Fax 02203-593065.

McQUEEN'S NATURSHOP, 22880 Wedel, EKZ Rosengarten 6b, Tel. 04103-14950.

*NATURWARENLADEN Löschner, 97447 Gerolzhofen, Weiße-Turm-Str. 1, Tel. 09382-4115, Fax 09382-5692, e-mail: naturwarenladen@t-online.de.

*PURA NATURA, 90402 Nürnberg, Johannesgasse 55, Tel. 0911-209522, Fax 0911-2447507.

*SPINNRAD GMBH/ZENTRALE, 45899 Gelsenkirchen, Am Bugapark 3, Tel. 0209-17000-0, Tx. 824726 natur d, Fax 0209-17000-40; Auslieferungsläden: 01239 Dresden-Nickern, Dohnaer Str. 246, Tel. 0351-2882089; 04104 Leipzig-City, Willy-Brandt-Platz 5, Tel. 0341-9612205; 04209 Leipzig, Ludwigsburger Str. 9, Tel. 0341-4200024; 04329 Leipzig-Paunsdorf, Paunsdorfer Allee 1, Tel. 0341-2518906; 06254 Günthersdorf bei Leipzig, Saale-Park, Tel. 03463-820803; 07545 Gera, Gera-Arcaden, Heinrichstr. 30, Tel. 0365-8001125; 07743 Jena, Goethe-Galerie, Goethestr.3b, Tel. 03641-890906; 08523 Plauen, EKZ Die Kolonnaden, Bahnhofstr. 11, Tel. 03741-201784; 09111 Chemnitz, Neumarkt 2, Tel. 0371-6661820; 09125 Chemnitz – Alt Chemnitz, Annaberger Str. 315, Tel. 0371-514226; 10247 Berlin-Friedrichshain, Frankfurter Allee 53, Tel. 030-4276161; 10439 Berlin-Prenzlauer Berg, Arcaden, Schönhauser Allee 79, Tel. 030-44652393; 10719 Berlin-Wilmersdorf, Uhlandstr. 43-44, Tel. 030-8814848; 10789 Berlin-Charlottenburg, Europacenter, Breitscheidplatz, Tel. 030-2616106; 12043 Berlin, Karl Marx Str. 66. Tel. 030-

62989529; 12163 Berlin-Steglitz, Forum Steglitz, Schloßstr. 1, Tel. 030-7911080; 12351 Berlin-Gropiusstadt, Gropius Passage, Johannisthaler Chaussee 295, Tel. 030-6030462; 12555 Berlin-Köpenick, Forum Köpenick, Bahnhofstr. 33-38, Tel. 030-6520008; 12619 Berlin-Hellersdorf, Spree-Center, Hellersdorfer Str. 79-81, Tel. 030-5612081; 13055 Berlin-Hohenschönhausen, Allee-Center, Landsberger Allee 277, Tel. 030-97609436; 13357 Berlin-Wedding, Gesundbrunnen-Center, Badstr. 5, Tel. 030-49308939; 13507 Berlin-Tegel, EKZ, Am Borsigturm 11, Tel. 030-43402270; 15745 Wildau, Center an der A 10, Abfahrt Königs Wusterhausen, Nähe Mega Markt, Tel. 0337-5504696; 16303 Schwedt, Oder-Center, Landgrabenpark 1, Tel. 03332-421942; 17033 Neubrandenburg, Marktplatz-Center, Marktplatz 2, Tel. 0395-5823511; 18055 Rostock, Rostocker Hof, Kröpeliner Str., Tel. 0381-4923281; 19053 Schwerin, Schloßpark-Center, Am Marienplatz 5-6, Tel. 0385-5812255; 20146 Hamburg-Rotherbaum, Grindelallee 116, Tel. 040-4106096; 21073 Hamburg-Harburg, Lüneburger Str. 19, Tel. 040-76753177; 21335 Lüneburg, Grapengießerstr. 25, Tel. 04131-406427; 22083 Hamburg-Barmbek, EKZ, Hamburger Str. 37, Tel. 040-22738862; 22111 Hamburg-Billstedt, Billstedt-Center, Billstedter Platz 39, Tel. 040-73679808; 22143 Hamburg-Rahlstedt, Rahlstedt-Center, Schweriner Str. 8-12, Tel. 040-6779044; 22765 Hamburg-Ottensen, Mercado-Center, Ottenser Hauptstr. 8, Tel. 040-392310; 22850 Norderstedt-Garstedt, Herold-Center, Berliner Allee 38-44, Tel. 040-52883730; 22869 Schenefeld, Stadtcenter, Kiebitzweg 2/Industriestr., Tel. 040-83099081; 23552 Lübeck, Mühlenstr. 11, Tel. 0451-7063307; 24103 Kiel, Ahlmann Haus, Holstenstr. 34, Tel. 0431-978728; 24534 Neumünster, Marktpassage, Großflecken 51-53, Tel. 04321-41633; 24937 Flensburg, Große Str. 3, Tel. 0461-13761; 25524 Itzehoe, Holstein-Center, Feldschmiedekamp 6, Tel. 04821-65106; 26122 Oldenburg, Achternstr. 22, Tel. 0441-25493; 26382 Wilhelmshaven, Nordseepassage, Bahnhofsplatz 1, Tel. 04421-455308; 26506 Norden, Neuer Weg 38, Tel. 04931-992859; 26603 Aurich, Carolinenhof, Fischteichweg 15-19, Tel. 04941-964327; 26789 Leer, Ems-Park, Nüttermoorer Str. 2, Tel. 0491-9921127; 27568 Bremerhaven, Bürgermeister-Smid-Str. 53, Tel. 0471-44203; 27749 Delmenhorst, Lange Str. 96, Tel. 04221-129331; 28195 Bremen-City, Obernstr. 67, Tel. 0421-1691932; 28203 Bremen-Steintor, Ostertorsteinweg 42/43, Tel. 0421-3399043; 28259 Bremen-Huchting, Roland-Center, Alter Dorfweg 30-50, Tel. 0421-5798506; 30159 Hannover-City, Georgstr. 7, Tel. 0511-7000815; 30823 Garbsen-Mitte, EKZ Mitte, Berenbosteler Str., Tel. 05131-476253; 30853 Langenhagen, City-Center, Marktplatz 5, Tel. 0511-7242488; 30880 Laatzen, Leine EKZ, Marktplatz 11, Tel. 0511-8236700; 31134 Hildesheim, Angoulemeplatz 2, Tel. 05121-57311; 31785 Hameln, Bäckerstr. 40, Tel. 05151-958606; 32052 Herford, Lübbestr. 12-20, Tel. 05221-529654; 32052 Herford, Gehrenberg 21, (Eröffnung November 2000); 32423 Minden, Bäckerstr. 72, Tel. 0571-87580; 32756 Detmold, Lange Str. 36, Tel. 05231-37695; 33098 Paderborn, EKZ, Königsplatz 12, Tel. 05251-281759; 33330 Gütersloh, Münsterstr. 6, Tel. 05241-237071; 33602 Bielefeld, Marktpassage, Tel. 0521-66152; 34117 Kassel, Untere Königstr. 52, Tel. 0561-14339; 35037 Marburg, Wettergasse 12; 35390 Gießen, Kaplansgasse 2-4, Tel. 0641-792393; 35576 Wetzlar, Langgasse 39, Tel. 06441-46952; 36037 Fulda, City Haus, Laden 6, Bahnhofstr. 4, Tel. 0661-240638; 37073 Göttingen, Groner Str. 57/58, Tel. 0551-44700; 38100 Braunschweig-City, Sack 2, Tel. 0531-42032; 38226 Salzgitter-Lebensstedt, Fischzug 12, Tel. 05341-178729; 38440 Wolfsburg, Südkopfcenter, Tel. 05361-15004; 38640 Goslar, Kaiserpassage, Breite Str., Tel. 05321-43963; 39104 Magdeburg-City, City-Carré, Kantstr. 5a, Tel. 0391-5666740; 39326 Hermsdorf, EKZ Elbe-Park an der A 2, Ausfahrt Irxleben, Tel. 039206-52207; 40212 Düsseldorf-City, Schadowstr. 80, Tel. 0211-357105; 40218 Düsseldorf-Friedrichstadt, Friedrichstr. 12, Tel. 0211-3859444; 40477 Düsseldorf-Derendorf, Nordstr. 79, Tel. 0211-4984725; 40597 Düsseldorf-Benrath, Hauptstr. 9, Tel. 0211-7180811; 40721 Hilden, Bismarckpassage, Tel. 02103-581937; 40878 Ratingen, Oberstr. 29, Tel. 02102-993801; 41061 Mönchengladbach-City, Hindenburgstr. 173, Tel. 02161-22728; 41236 Mönchengladbach-Rheydt, Galerie am Marienplatz, Tel. 02166-619739; 41460 Neuss, Zollstr. 1-7, Tel. 02131-276708; 41539 Dormagen, Rathausgalerie, Kölner Str. 98, Tel. 02133-49045; 41747 Viersen, Hauptstr. 85, Tel. 02162-350549; 42103 Wuppertal-Elberfeld, Herzogstr. 28, Tel. 0202-441281; 42275 Wuppertal-Barmen, Alter Markt 7, Tel. 0202-551753; 42551 Velbert, Friedrichstr. 168, Tel. 02051-52727; 42651 Solingen, Hauptstr. 28, Tel. 0212-204041; 42853 Remscheid, Alleestr. 30, Tel. 02191-420867; 44135 Dortmund-City, Bissenkamp 12-16, Tel. 0231-578936; 44532 Lünen, Lange Str. 32, Tel. 02306-258186; 44575

Castrop-Rauxel, EKZ Widumer Platz, Lönsstr., Tel. 02305-27215; 44623 Herne, Bahnhofstr. 45, Tel. 02323-53021; 44787 Bochum-City, Kortumstr. 33, Tel. 0234-66123; 44791 Bochum-Harpen, Ruhrpark Shoppingcenter, Tel. 0234-238516; 44801 Bochum-Querenburg, Uni-Center, Querenburger Höhe 111, Tel. 0234-708679; 45127 Essen-City, City-Center, Porscheplatz 21, Tel. 0201-221295; 45127 Essen-City, Willi-Brandt-Platz 15, Tel. 0201-1769609; 45276 Essen-Steele, Bochumer Str. 16, Tel. 0201-512104; 45329 Essen-Altenessen, EKZ, Altenessener Str. 411, Tel. 0201-333617; 45468 Mülheim-City, Forum City, Hans-Böckler-Platz 10, Tel. 0208-34907; 45472 Mülheim-Heißen, Rhein-Ruhr-Zentrum, Tel. 0208-498192; 45525 Hattingen, Obermarkt 1, Tel. 02324-55691; 45657 Recklinghausen, Kunibertistr. 13, Tel. 02361-24194; 45699 Herten, Ewaldstr. 3-5, Tel. 02366-938616; 45721 Haltern, Merschstr. 6, Tel. 02364-929351; 45768 Marl-Mitte, EKZ Marler Stern, Obere Ladenstr. 68, Tel. 02365-56429; 45879 Gelsenkirchen-City, im WEKA Kaufhaus, Bahnhofstr. 55-65, Tel. 0209-208963; 45894 Gelsenkirchen-Buer, Horster Str. 4, Tel. 0209-398889; 45899 Gelsenkirchen-Horst, in der Spinnrad Zentrale, Am Bugapark 3, Tel. 0209-17000680; 45964 Gladbeck, Hochstr. 29-31, Tel. 02043-21293; 46047 Oberhausen-Neue Mitte, Centroallee 150, Tel. 0208-21970; 46049 Oberhausen-Stadtmitte, Bero-Center 110, Tel. 0208-27065; 46236 Bottrop, Kirchplatz 4, Tel. 02041-684484; 46282 Dorsten, Recklinghäuser Str. 4, Tel. 02362-45748; 46395 Bocholt, Berliner Platz 2, Tel. 02871-187790; 46397 Bocholt, Osterstr. 51, Tel. 02871-186024; 46483 Wesel, Hohe Str. 26, Tel. 0281-34794; 46535 Dinslaken, Neustr. 31-33, Tel. 02064-72328; 47051 Duisburg-City, Königstr. 42, Tel. 0203-284497; 47441 Moers, Steinstr. 31, Tel. 02841-23771; 47798 Krefeld-City, Neumarkt 2, Tel. 02151-22547; 47798 Krefeld-City, Hansa Zentrum 42/43, Tel. 02151-395635; 48143 Münster, Ludgeristr. 114, Tel. 0251-42352; 48231 Warendorf, Ostwall 41, Tel. 02581-787789; 48282 Emsdetten, EKZ Villa Nova, Bahnhofstr. 2-8, Tel. 02572-88447; 48431 Rheine, Münsterstr. 6, Tel. 05971-13548; 48653 Coesfeld, Schüppenstr. 12, Tel. 02541-82747; 49074 Osnabrück, Neue Passage, Große Str. 84-85, Tel. 0541-201373; 50672 Köln-City, Olivandenhof, Richmodstr. 10, Tel. 0221-2579488; 50678 Köln-Südstadt, Severinstr. 53, Tel. 0221-3100018; 50765 Köln-Chorweiler, City-Center Chorweiler, Tel. 0221-7088940; 50823 Köln-Ehrenfeld, Venloer Str. 336, Tel. 0221-5103342; 51065 Köln-Mülheim, Galerie, Wiener Platz 1, Tel. 0221-6202754; 51373 Leverkusen, Hauptstr. 73, Tel. 0214-403131; 52062 Aachen-City, Rethelstr. 3, Tel. 0241-25254; 52062 Aachen-City, Adalbertstr. 110, Tel. 0241-20453; 52222 Stolberg, Rathausgalerie, Steinweg 83-89, Tel. 02402-21245; 52249 Eschweiler, Grabenstr. 66, Tel. 02403-15286; 52349 Düren, Josef-Schregel-Str. 48, Tel. 02421-10082; 53111 Bonn-City, Poststr. 4, Tel. 0228-636667; 53177 Bonn-Bad Godesberg, Theaterplatz 2, Tel. 0228-351075; 53757 St. Augustin-Ort, EKZ Huma, Rathausallee 16, Tel. 02241-27040; 53879 Euskirchen, Kino-Center Galleria, Berliner Str., Tel. 02251-782191; 54290 Trier, Fleischstr. 11, Tel. 0651-48237; 55116 Mainz-City, Lotharstr. 9, Tel. 06131-238373; 55116 Mainz-Altstadt, Kirschgarten 4, Tel. 06131-228141; 56068 Koblenz, Löhrstr. 16-20, Tel. 0261-14925; 56564 Neuwied, Langendorfer Str. 111, Tel. 02631-357661; 57072 Siegen, Marburger Str. 34, Tel. 0271-54540; 57072 Siegen, City-Galerie, Am Bahnhof 40, Tel. 0271-2383124; 58096 Hagen, Elberfelder Str. 37, Tel. 02331-17438; 58239 Schwerte, Hüsingstr. 22-24, Tel. 02304-990293; 58452 Witten, Bahnhofstr. 38, Tel. 02302-275122; 58511 Lüdenscheid, EKZ Stern-Center, Tel. 02351-22907; 58636 Iserlohn, Alter Rathausplatz 7, Tel. 02371-23296; 58706 Menden, Querstr. 2, Tel. 02373-170359; 59065 Hamm, Bahnhofstr. 1c, Tel. 02381-20245; 59174 Kamen, Weststr. 16, Tel. 02307-235387; 59227 Ahlen, Oststr. 44, Tel. 02382-806677; 59555 Lippstadt, Lippe-Galerie, Tel. 02941-58332; 60311 Frankfurt-City, Kaiserstr. 11, Tel. 069-291481; 60388 Frankfurt-Bergen-Enkheim, Hessen-Center, Borsigallee 26, Tel. 06109-369596; 60439 Frankfurt-Nordweststadt, Nord-West-Zentrum, Tituscorsostr. 2b, Tel. 069-584800; 63065 Offenbach, Herrenstr. 37, Tel. 069-825648; 63739 Aschaffenburg, City-Galerie, Goldbacher Str. 2, Tel. 06021-12662; 64283 Darmstadt, Wilhelminenstr. 2, Tel. 06151-294525; 65183 Wiesbaden, Langgasse 12, Tel. 0611-9010694; 65549 Limburg, Bahnhofstr. 4, Tel. 06431-25766; 66111 Saarbrücken, Bahnhofstr. 20-30, Tel. 0681-3908994; 66424 Homburg/Saar, Saarpfalz-Center, Talstr. 38a, Tel. 06841-5351; 66538 Neunkirchen, Saarpark-Center, Stummstr. 2, Tel. 06821-177662; 67059 Ludwigshafen, Bismarckstr. 106, Tel. 0621-526664; 67061 Ludwigshafen, EKZ Walzmühle, Yorckstr. 2, Tel. 06215-5669606; 67547 Worms, Obermarkt 12, Tel. 06241-88462; 67655 Kaiserslautern, Pirmasenser Str. 8, Tel. 0631-696114; 68159 Mannheim, U 1, 2, Tel. 0621-1560425;

69115 Heidelberg, Das Carré, Rohrbacher Str. 6-8d, Tel. 06221-166825; 69117 Heidelberg, Hauptstr. 62, Tel. 06221-616166; 70173 Stuttgart-City, Lautenschlagerstr. 3, Tel. 0711-291469; 70372 Stuttgart-Bad Cannstatt, Bahnhofstr. 1-5, Tel. 0711-562113; 71063 Sindelfingen, Mercedesstr. 12, Tel. 07031-411388; 71084 Böblingen, Kaufzentrum Sindelfinger Allee, Tel. 07031-233664; 71638 Ludwigsburg, Marstall-Center, Tel. 07141-902879; 72070 Tübingen, Kirchgasse 2, Tel. 07071-52571; 72764 Reutlingen, Metzgerstr. 4, Tel. 07121-320415; 73230 Kirchheim unter Teck, Teck-Center, Stuttgarter Str. 2, Tel. 07021-734270; 73430 Aalen, Marktplatz 20, Tel. 07361-66543; 73728 Esslingen-City, Roßmarkt 1, Tel. 0711-350199; 73733 Esslingen-Weil, Neckar-Center, Weilstr. 227, Tel. 0711-386905; 74072 Heilbronn, Sülmerstr. 34, Tel. 07131-962138; 75172 Pforzheim, Bahnhofstr. 10, Tel. 07231-353071; 76133 Karlsruhe, Kaiserstr. 170, Tel. 0721-24845; 76829 Landau, Rathausplatz 10, Tel. 06341-85818; 77652 Offenburg, Steinstr. 28, Tel. 0781-1665; 78050 Villingen-Schwenningen, Niedere Str. 37, Tel. 07721-32575; 78224 Singen, Scheffelstr. 9, Tel. 07731-68642; 78462 Konstanz, Hussenstr. 24, Tel. 07531-15329; 78532 Tuttlingen, Hecht-Carré, Königstr. 2, Tel. 07461-76961; 79098 Freiburg, Rathausgasse 17, Tel. 0761-381213; 80331 München-City, Asamhof, Sendlinger Str. 28, Tel. 089-264159; 80797 München-Nordbad, Schleißheimer Str. 100, Tel. 089-1238685; 83022 Rosenheim, Stadtcenter, Kufsteiner Str. 7, Tel. 08031-33536; 83278 Traunstein, Maxstr. 33, Tel. 0861-69506; 83395 Freilassing, Hauptstr. 29, Tel. 08654-478777; 85057 Ingolstadt-West, West-Park, Tel. 0841-87822; 86150 Augsburg, Viktoriapassage, Tel. 0821-155482; 87435 Kempten, Fischersteige 4, Tel. 0831-24503; 87700 Memmigen, Kreuzstr. 3, Tel. 08331-925764; 88212 Ravensburg, Eisenbahnstr. 8, Tel. 0751-14489; 89077 Ulm-Weststadt, Blautal-Center, Blaubeurer Str. 95, Tel. 0731-9314111; 89231 Neu Ulm, Mutschler-Center, Borsigstr. 15, Tel. 0731-723023; 90402 Nürnberg-City, Pfannenschmidsgasse 1, Tel. 0911-2448834; 90473, Nürnberg-Langwasser, Franken-Center, Glogauer Str. 30-38, Tel. 0911-8000152; 90762 Fürth, City-Center, Alexanderstr. 11, Tel. 0911-773663; 91054 Erlangen, Hauptstr. 46, Tel. 09131-201043; 91126 Schwabach, Königstr. 2, Tel. 09122-16849; 93047 Regensburg, Maximilianstr. 14, Tel. 0941-51150; 94469 Deggendorf, Degg´s Einkaufspassage, Hans-Krämer-Str. 31, Tel. 0991-3790052; 95028 Hof, Ludwigstr. 47, Tel. 09281-3641; 95326 Kulmbach, Fritz Einkaufsgalerie, Fritz-Hornschuh-Str. 9, Tel. 09221-947870; 96052 Bamberg, EKZ Atrium, Ludwigstr. 2, Tel. 0951-202588; 96450 Coburg, Steinweg 24, Tel. 09561-99414; 97070 Würzburg, Kaiserstr. 16, Tel. 0931-15608; 97421 Schweinfurt, Markt 21, (Eröffnung Oktober 2000); 98527 Suhl, Lauterbogen-Center, Friedrich-König-Str. 21, Tel. 03681-708536; 99085 Erfurt-Nord, Thüringen-Park an der B 4, Tel. 0361-7462048

In der Schweiz:
DROGERIE IM DREIANGEL, CH-3552 Bärau, Bäraustr. 45, Tel./Fax 034-4021565.
*INTERWEGA Handels GmbH, CH-8863 Buttikon, Kantonsstr. 49, Tel. 055-4441854, Fax 055-4442477.

Die mit * gekennzeichneten Firmen betreiben auch Versandhandel.
Einige Substanzen erhalten Sie auch in Reformhäusern, Drogerien, Apotheken, Bioläden und Lebensmittelläden. Vergleichen Sie die Preise!

Hinweis:
Autoren und Verlag bemühen sich, in diesem Verzeichnis nur Firmen zu nennen, die hinsichtlich der Substanzen und Preise zuverlässig und günstig sind. Trotzdem kann eine Gewährleistung von Autoren und Verlag nicht übernommen werden. Irgendwelche Formen von gesellschaftsrechtlicher Verbindung, Beteiligung und/oder Abhängigkeit zwischen Autoren und Verlag einerseits und den hier aufgeführten Firmen andererseits existieren nicht.

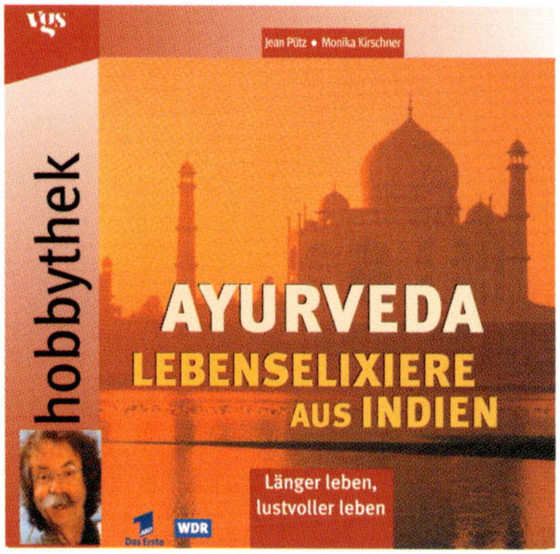

Hobbythek – Länger leben, lustvoller leben Lebenselixire aus Indien

Ayurveda: heilende Gewürze - typgerechte Küche - entspannende Massagen - individuelle Körperpflege.

Was bedeutet Ayurveda – die indische „Wissenschaft vom langen Leben" – für uns Mitteleuropäer? Was bietet das jahrtausendealte medizinische Wissen von einem Leben in der Balance den Menschen fernab von Indien? Was ist übertragbar, was nicht?
Jean Pütz und Monika Kirschner bringen Licht ins Wirrwarr der Angebote und Empfehlungen. Sie bewerten Ayurveda aus der Sicht moderner naturwissenschaftlicher Forschung, verbinden altes und neues Wissen und bieten einen praxisnahen Zugang zu diesem bereichernden Lebensstil. Dazu finden Sie bewährte Rezepte für Massagen, eine heilende Gewürzküche und eine individuelle Beratung nach Lebensstil und Körpertyp.

- Bestimmen Sie Ihr *dosha*, Ihren Typ gemäß der ayurvedischen Lehre.
- Tipps für eine typgerechte Küche mit exotischen Gerichten und aufregenden Gewürzen.
- Ausführliche Massageanleitungen für die Entspannung von Körper und Geist.

Erscheint im November 2000.